環境疫学情報の
リスク・リテラシー

山崎 新 著

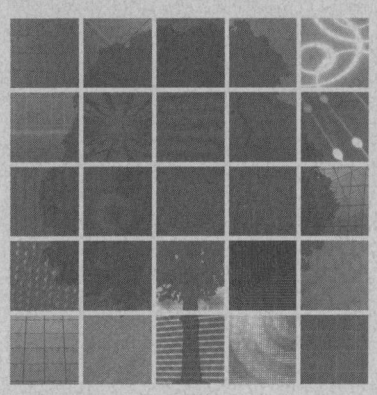

京都大学学術出版会

はしがき

　環境基準の設定や被害者救済等の公衆衛生上の政策の立案，あるいは，環境汚染に関わる係争等において，環境汚染と健康影響の因果関係を推論するための重要な科学的な根拠として疫学研究（環境疫学研究）が用いられます．このとき，疫学研究から得られたリスク情報は，その専門家（疫学研究者）から，司法，立法，行政，マス・メディア，あるいは，一般市民等の非専門家にコミュニケート（Communicate）されます．このコミュニケーションは双方向の場合もありますが，一般に，疫学研究者からの一方向的な情報の発信となる場合が多いものと思われます．その際，疫学研究者は疫学研究から得られたリスク情報に加え，その情報の不確実性を説明する必要があります．また，そのようなリスク情報を受け取る非専門家としては，自らのとるべき行動を決定するために，疫学研究（あるいはリスク情報）の不確実性を理解しておくことが重要です．つまり，疫学研究者においては，非専門家に対して疫学研究から得られたリスク情報を読み解く能力＝リスク・リテラシー（Risk literacy）の向上を促していくことが社会から求められ，また，非専門家においては，自らリスク・リテラシーを向上させていくことが望まれます．

　しかし，疫学研究から得られたリスク情報には，その専門家である疫学研究者の個人的な信念に基づいた情報となっているものがある可能性も否定できません．つまり，疫学研究者が疫学研究の結果を解釈し，リスク情報として発信する場合，その情報は疫学研究者の研究テーマに対する信念あるいは思い入れの影響を受けている可能性があります．研究結果を学術論文として医学・疫学専門誌等に発表する際には，あるいは，ある疫学研究を第三者と

して評価し解説を行う際には，研究結果の不確実性が大きい場合には因果関係の推論は控えめにする（断言は避ける）べきですが，疫学研究者の信念が表現として滲み出てしまうことも考えられます．そして，その論じられ方は，疫学研究に関しては非専門家であることがほとんどであろう司法，立法，行政，マス・メディア等に関わる職業人，あるいは，一般市民のリスク情報としての受け止め方に影響を及ぼすものと思われます．さらに，疫学研究から得られたリスク情報には，特定の立場にある人や組織との利益相反の影響を受けた情報となっているものがある可能性等も考えられます．

　環境・公害問題が発生した場合，疫学研究は環境汚染と健康影響との因果推論に大きな役割を果たします．行政においては，過去に発生した環境・公害問題に対して，原因の解明（環境汚染と健康影響の因果関係に関わる政府見解），健康被害拡大の予防，法整備等に関連する政策の策定等を行う必要があります．このような場合，過去においては，疫学研究の結果を重要視しながらも科学的には完全に証明できていない因果関係に対して，行政としては予防原則等に鑑みた判断を行うことが一つの選択肢でした．また，司法としては環境・公害問題に関わる訴訟において「因果関係の高度な蓋然性」という判断のもとに判決を下してきました．理想としては，このような判断を行う者には，科学的な研究の報告に対して，研究の限界を理解したうえで科学的に妥当な判断ができる能力が必要であるものと思われます．それには，科学者と同じ倫理観，つまり，科学に対する誠実さや謙虚さを持つことも含まれます．しかし前述の通り，疫学研究から得られたリスク情報の受け手は疫学研究の特質を十分に理解していない非専門家であることが多いのではないかと思われます．また，疫学研究の結果に対しては，疫学研究者間でも解釈が異なることがあります．

　このようなことから，疫学研究，特に，環境疫学研究を行う疫学研究者の倫理と責務について論じること，および，環境疫学研究から得られたリスク

情報についてコミュニケートする当事者（特に疫学の非専門家）に理解を促したい事項について解説することを本書の目的としました．その読者対象としては，疫学研究者の倫理を理解するべき環境疫学の初学者，政策立案や訴訟等において環境疫学研究を利用する者，マス・メディア関係者等環境疫学研究をコミュニケートすることを促進しようとする者，そして，環境疫学に関わる一般教養の修得を考える大学生を想定しています．

　本書の構成は次の通りです．第1章では疫学研究の社会的な意義を示しました．具体的には，疫学研究により示された環境汚染と健康影響の因果関係という科学的な証拠を，どのような立場にある者がどのように用いるのかを俯瞰しました．第2章ではリスクについて概説しました．第3章では疫学研究の方法論について概説しました．第4章では疫学研究から導かれる因果関係とその不確実性について考察しました．第5章では疫学研究者に求められる倫理について考察しました．第6章では疫学研究から得られたリスク情報に関わるコミュニケーション（一方向的なリスク情報の発信・提供を含む）について考察しました．

　なお，〈リスク〉という言葉には，専門用語としての意味，つまり，明確な定義を有し，一定の概念を測定するための科学的妥当性を有する指標としての意味と，日常語としての意味があります．専門用語としての〈リスク〉の定義は〈リスク〉を扱う学問領域によって異なり，例えば，「発生確率」を意味する場合や，想定される被害の大きさと発生確率の積により表わされる「期待値」を意味する場合があります．また，学術的な書籍であっても専門用語（特定の指標）としての〈リスク〉と日常語としての〈リスク〉の混同がみられ，〈リスク〉が何を意味しているのか不明瞭となる場合があります．このようなことから本書においては〈リスク〉の意味を曖昧にしないことを心掛けました．

　上述のように，本書の内容には，倫理学，法学，政策学，社会学，コミュ

ニケーション学等様々な学問領域に関わる事項が含まれています．筆者はそれらいずれの専門家でもありませんが，一人の疫学研究者として理解する範囲において記述することに努めました．疫学や生物統計学に関わる内容等を含め，より専門的な内容につきましては各領域の専門書をご参照いただくことをお勧めいたします．本書が環境疫学研究，その研究倫理，および，そのコミュニケーションに関わる理解への一助となれば幸甚です．

　本書の執筆に関わり，因果推論並びに統計学を中心に貴重なご助言をくださいました東北大学大学院医学研究科山口拓洋先生，医療倫理学に関わるご助言をくださいました京都大学大学院医学研究科沼部博直先生，そして，本書の執筆に関わり激励してくださいました所属の上司であり恩師でもある京都大学大学院医学研究科福原俊一先生に深謝いたします．また，本書の編集にご尽力いただきました京都大学学術出版会斎藤至氏に深謝いたします．

平成 24 年 4 月　山崎　新

目　次

はしがき　i

第1章　環境・公害問題の発生から被害者救済までの俯瞰 …………… 1

(0)　緒言 ── 疫学研究はどのように活用されるのか　1
(1)　環境・公害問題が発生していることへの「気づき」　3
(2)　環境汚染と健康影響の因果関係を推論する　5
(3)　健康被害の拡大を防止する　10
(4)　原因物質と生物学的メカニズムを解明する　13
(5)　環境汚染者を探索する　14
(6)　環境汚染者を特定する（健康被害に関わる訴訟）　15
(7)　因果関係の行政判断（被害者の公的な救済）　16

第2章　リスクを理解するために ……………………………………… 21

(0)　緒言 ── 日常語としてのリスクの意味　21
(1)　様々なリスクの定義　22
(2)　疫学の専門用語としてのリスクの意味　26
(3)　期待値としての健康リスクの試算　33

第3章　疫学研究の要点を理解するために ……………………………… 39

(0)　緒言 ── 疫学とは　39
(1)　疫学研究の基本的なデザイン　43
(2)　研究結果の偏り（バイアス）　53

（3）　統計解析の原理を理解する　60
　　（4）　疫学研究論文の特徴を理解する　73

第4章　因果関係を理解するために　81

　　（0）　緒言 ── リスクの比や差による因果関係の推論　81
　　（1）　「因果関係がある」という仮説の証明　83
　　（2）　疫学研究で示される因果関係　89
　　（3）　集団的因果関係と個別的因果関係の違い　91
　　（4）　訴訟において争われる因果関係（法的因果関係）　93
　　（5）　集団的因果関係から個別的因果関係を類推する（寄与危険割合）　97

第5章　疫学研究者の信念と倫理　101

　　（0）　緒言 ── 疫学研究における倫理とは　101
　　（1）　無危害の四原則からの疫学研究倫理の考察　106
　　（2）　疫学研究者の良心に基づく中立性　109
　　（3）　科学者の信念による研究結果への影響　112
　　（4）　疫学研究者により異なる結果の解釈（DDTのリスクの仮想例）　115
　　（5）　利益相反に関わる倫理　118

第6章　リスク情報のコミュニケーション　121

　　（0）　緒言 ── リスク情報の〈リスク〉とは　121
　　（1）　発信する価値のあるリスク情報（コミュニケーションの前に(1)）　123
　　（2）　疫学情報の2つの確率的要素（コミュニケーションの前に(2)）　123
　　（3）　リスク情報の発信の事例（磁場と小児白血病）　125
　　（4）　リスク情報のコミュニケーションのルート　135

(5) 社会における疫学研究者の役割　137
(6) マス・メディアの役割　142
(7) まとめ　144

補章　放射線の健康影響に関わるリスク情報のコミュニケーション（あとがきにかえて） ……………………………………………………………… 147

疫学研究者の立場　147
状況の整理　148
表現方法による印象の違い　152
環境汚染の特質（理不尽な曝露と行政の割り切り）　153
パターナリズムとコミュニケーション　154

参考文献　157
索　引　160

第1章

環境・公害問題の発生から被害者救済までの俯瞰

(0) 緒言 —— 疫学研究はどのように活用されるのか

　現代において，私たちの生活環境は，地球温暖化，オゾン層破壊，残留性有機汚染物質の拡散，あるいは，放射性物質の拡散のような地球規模の環境問題に直面しています．これらの問題に対しては環境汚染そのものを取り除いていくことと同時に，起こってしまった環境汚染から人々の健康を衛らなければなりません．そのためには，異常を察知し，何が危険でどのようにすれば予防できるのかという科学的な知見を得て，対策に活用していくことが必要です．

　環境汚染（特に局地的な環境汚染）と健康影響との関連性に関わる研究（調査）を行う現実的な理由は主として二つあります．一つは環境汚染と健康影響との因果関係（Causality）をつきとめ保健衛生上の対策（環境汚染および健康被害の拡大防止，治療方法の検討，予防等公衆衛生政策等）を行うためです．そして，一つはつきとめた因果関係に基づき環境汚染者（加害者）を特定し，健康被害等の補償を行うためです．当然のことですが，環境を良くしていく（あるいは維持していく）ためには，まず，環境汚染が引き起こされていることに気づくこと，あるいは，疾患の集団発生等の公衆衛生上の問題が発生していることに気づくことが必要です（チャート1）．これらの気づきがあって初めて疫学研究（Epidemiological research）の動機が生じます．ある地域で環

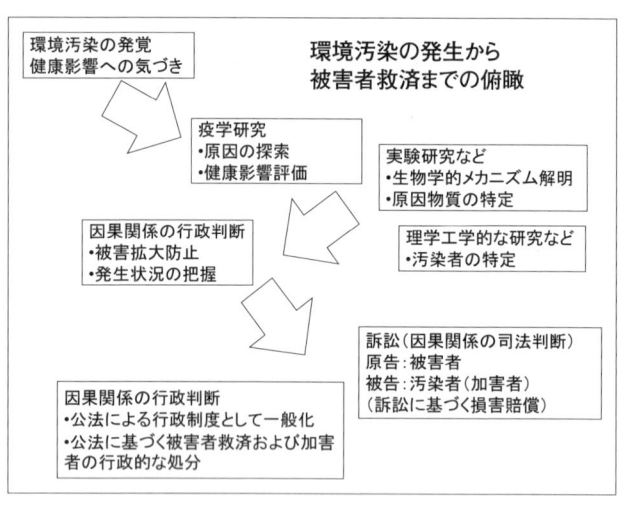

チャート1

境汚染が引き起こされているのであれば，その地域に何らかの健康影響が生じていないか調査する動機が生じます．ある地域で疾患の集団発生がある場合には，何らかの環境汚染はないか調査する動機が生じます．そして，そのような疫学研究を行うことにより環境汚染等原因と疑われる事象と疾患の発生等健康影響との因果関係を推論します．ただし，因果関係の推論のためには，疫学研究の他，様々な学問領域の研究が行われることが必要です．生物学的な作用機序の解明に関わる研究もその一つであり，動物実験や細胞実験等の実験研究が行われます．また，環境汚染者を特定するために，環境における汚染物質の動態に関わる研究が行われます．原因と疑われる事象が示されれば，行政においては健康被害の拡大を防ぐ対策を講じやすくなります．しかし，因果関係を示す科学的根拠には必ず不確実性を伴います（第6章第(2)節参照）．そのような状況において行政としては，情報として得られる範囲の科学的な知見を総合的に分析し，因果関係の判断をしなければなりません．この判断の中には，例えば，大気環境基準の設定（大気汚染の健康影響に

関わる問題）や食品中の放射性物質に関する（暫定）規制値の設定（放射線の健康影響に関わる問題）等が含まれます．これら二つの例もそうですが，環境汚染として定義された事象への曝露量が絶対的に低用量の範囲においての健康影響については科学的に未解明となっている場合が多くあります．それゆえ，ある種の基準を設定するうえでの行政としての因果関係の判断には困難を伴います．

▶本章のアウトライン

疫学研究から得られたリスク情報のコミュニケートを考察するうえで，環境・公害問題（特に局地的な環境汚染）の発生から被害者救済までの流れのなかでの疫学研究の位置づけを確認しておくことは重要です．本章では，環境汚染による健康影響が発生した場合に，どのように問題が認識され，被害者救済のための対策がなされるのかを俯瞰します．

(1) 環境・公害問題が発生していることへの「気づき」

環境・公害問題において，環境汚染と健康影響の因果関係の解明の端緒としては，環境汚染という原因（Cause）から健康影響という帰結（Outcome）を探索する場合と，健康影響という帰結から環境汚染という原因を探索する場合があります（チャート2）．

以降，本書では，因果関係を一般論として論じる場合には「原因」と「帰結」という対応を用い，疫学研究や環境疫学研究において論じる場合には「原因／要因（Factor）／環境汚染（〜への曝露，〜の保有）」と「健康上のアウトカム／健康に関わるイベント／健康影響（〜の発生）」という対応を用いました．なお，「原因」という言葉と「要因」という言葉の厳密な使い分けはしておらずおおむね同じ意味と捉えて差し支えありません．

環境汚染の発覚・健康影響への気づき

• 生活環境の汚染に気づく 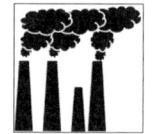	• 医療関係者が疾患の集中的な発生に気づく 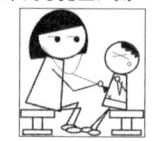
• 大気汚染がひどい • 地下水(井戸)汚染の発覚 • 高圧送電線が気になる…	• (過去の事例)水俣病,イタイイタイ病,油症など…

チャート2

▶原因から帰結を探索する

　原因から帰結を探索する場合とは，例えば，環境汚染が顕在化しているときにその健康影響を探索するような場合です．悪臭等地域住民の知覚から懸念される健康影響の可能性，地下水から高濃度の化学物質等環境汚染物質が検出された場合等に懸念される健康影響の可能性，50～60 Hz の商業用低周波領域の磁場による健康影響の可能性，放射線による健康影響の可能性，あるいは，オゾン層の破壊や地球温暖化による健康影響の可能性を検討する場合等があげられます．そのような環境の劣化(あるいは，その可能性)に対する，一般市民，保健・医療従事者，あるいは，研究者等の問題意識や気づきにより，環境・公害問題に取り組むための素地が醸成されます．

▶帰結から原因を探索する

　帰結から原因を探索する場合とは，例えば，ある特定の地域あるいは集団において疾患が集中的に発生しているときにその原因を探索するような場合です．第二次世界大戦後まもなく問題となった水俣病やイタイイタイ病は，特定の地域で多発しました．水俣病については新日本窒素肥料附属病院の院

> 細川一報告書（一部抜粋）
>
> 一 緒 言
>
> 昭和二十九年から当地方において散発的に発生した，四肢の痙性，失調性麻痺と言語障害を主症状とする原因不明の疾患に遭遇した．ところが，本年四月から左記同様の患者が多数発見され，特に月の浦，湯堂地区に濃厚に発生し，而も同一家族内に数名の患者のあることを知った．（中略）
>
> 七 結 言
>
> 一，主要必発生状は，四肢の痙性失調性運動麻痺，運動失調，言語障害（断続性言語）であり，其の他重要症状は視力，嚥下等の障害，震顫，精神錯乱等であること．
> 二，運動麻痺が主であり，知覚麻痺は殆ど無いこと．
> 三，発熱等の一般症状の無いこと．
> 四，家族並びに地域集積性の極めて顕著なこと．
> 五，殆んど凡て後胎症を残すこと．
> 六，海岸地方に多いこと．
>
> 昭和三十一年八月二十九日

チャート3

出典：細川（1996）（抜粋）

長細川一が原因不明の難病の集団発生という異変に気づきました（**チャート3**）．イタイイタイ病については地元の医家であった萩野昇が原因不明の難病の集団発生という異変に気づきました．いずれの公害事件でも，原因不明の難病が集団発生しているという公衆衛生上の問題に医療現場に携わる者が疑問を呈し，その臨床的な症状をまとめることから原因の解明が始まりました．

(2) 環境汚染と健康影響の因果関係を推論する

▶環境汚染の発覚から健康影響を探索する

原因（環境汚染）から帰結（健康影響）を探索する場合，例えば，大気汚染や土壌・地下水汚染等環境汚染の発覚（気づき）により疫学研究を実施する動機が形成されるような場合には，一般に，記述疫学研究（Descriptive study）が行われます（第3章第(1)節参照）．記述疫学研究は健康影響として社会に現

小児白血病の発生に関わる
性別・年齢別観察数と期待数との比較

性別	年齢階層	人口 (1970年)	症例数		観察数/ 期待数
			観察数	期待数	
男子	1歳未満	1784	4	1.4	2.9
	5-9歳	2057	3	0.9	3.3
	10-14歳	2128	2	0.7	2.9
女子	1歳未満	1714	0	1.3	***
	5-9歳	1982	0	0.5	***
	10-14歳	2083	3	0.4	7.5
合計	0-14歳	11748	12	5.2	2.3

チャート4

出典：Cutler (1986)

象として生じている疾患やその要因と疑われる様々な事象の時間的な分布や地理的な分布等を記述する研究です．このような研究により環境汚染が発覚した地域において多発している疾患をある程度特定し，環境汚染との関連性に関わる仮説を作ることができます．

　記述疫学研究の例として，ウォーバン（Woburn）で発生した土壌・地下水汚染について示します（チャート4）．ウォーバンは，米国マサチューセッツ州ボストン（Boston）の近くにある人口約4万人の町です．1979年にウォーバンの東部にある2つの井戸の近隣に産業廃棄物の不法投棄が発見されました．これを機に行政当局が井戸の地下水の水質調査をしたところ，トリクロロエチレン等の有機塩素系化合物が検出されました．この環境汚染（地下水汚染）によりウォーバンの住民に何らかの健康影響が懸念されたことから記述疫学研究が実施されました（Cutler, 1986）．その結果，1969～79年にウォーバンで発生する小児白血病の期待数（予測数）を全米における小児白血病の発生率をもとに計算すると5.2人であったのに対し，現実としては12例発生していたことが明らかになりました．つまり，この地域では全米に比較し

て小児白血病が多発していることが明らかになりました．しかし，「トリクロロエチレン等の有機塩素系化合物による地下水汚染が原因となって，ウォーバンにおいて小児白血病が多発している」という因果的な解釈が可能な情報は，このような記述疫学研究からは得ることができません．なぜなら，この調査の結果はウォーバンの地域的な特質の一つを示しているだけであって，白血病を多発させるような要因は汚染された地下水の摂取以外にもあるという可能性を否定できないからです．

この例のような記述疫学研究は主として状況を記述することや因果関係の仮説を形成することが目的です．仮説が形成された後には，分析疫学研究（Analytic study）により仮説の証明を試みる必要があります．分析疫学研究とは，コホート研究（Cohort study）やケース・コントロール研究（Case-control study）に代表される，原因と帰結のそれぞれを定義（測定）する時点に時間的前後関係を持たせた研究方法です（第3章第(1)節参照）．

なお，小児白血病の集中発生は1990年から2005年にドイツのクリュンメル（Krümmel）原子力発電所周辺でも観察されたという報告があります（Hoffmann, 2007）．この集中発生に対しても記述疫学研究が実施され，調査対象とした地域の期間中の期待数（予測数）は4人であったのに対し，現実としては14例発生（3.5倍）していたことが明らかになりました．この研究ではクリュンメル原子力発電所（および原子力研究所）が原因に関連していることを仮説として有していますが，因果関係を証明したことにはならず，その解明には至っていません．

▶健康影響の観測から環境汚染を探索する

疾患の集団発生等の健康影響が疫学研究の動機となる場合には，まず，患者の特徴を記述するケース・シリーズ（症例集積研究: Case series）を行います（第3章第(1)節参照）．ケース・シリーズの実施には臨床的な判断を得るた

```
┌─────────────────────────────────────┐
│        疾患の集中発生!               │
│  (時間的に，地理的に，特定の集団に)  │
│                                     │
│  ・診断基準は厳密でなくてもよい      │
│    ・患者発生の時間的分布は？        │
│      ・特定の日時で？                │
│      ・特定の季節で？                │
│    ・患者発生の地理的分布は？        │
│      ・特定の地域で？                │
│      ・特定の道路の近隣居住者で？    │
│    ・患者の共通の特性は何か？        │
│      ・特定の職場で？                │
│      ・特定の食品購入者で？          │
│  ⇒記述疫学研究(ケースシリーズ)       │
└─────────────────────────────────────┘
```

チャート 5

めに医師等医療スタッフの協力が不可欠です．また，一般市民の有病を調査する場合には(有病率調査; Prevalence study)一般市民の協力と行政による支援が必要であり，環境中の様々な要因を測定するためには疫学以外の領域の科学者の協力も必要です．そして，そのような協力により得られた調査データから，患者の分布(時間的な分布や地理的な分布等)と原因と疑われる事象の分布を重ね合わせ，原因を推論します(チャート5)．ただし，この時点では疾患の集団発生の原因として考えられる事象は環境汚染に限らず，環境汚染とは関係のない食中毒，菌あるいはウィルス等様々な可能性があります．また，対象とする疾患の病態の解明が十分になされていない場合には，その診断基準が不完全なものとなります．そのような状況下での疫学研究の実施にあたっては，暫定的なものであっても診断基準を明確に示しておくことが必要です(第3章第(2)節参照)．

このような記述疫学研究により，原因と疑われる事象を仮説として示します．そして，次の段階では分析疫学研究を行い，記述疫学研究で形成された仮説が支持されるか否かを示し，因果関係を推論します．

▶原因となる事象と原因物質の違い

　ここで，疾患の原因は何をもって原因と定義されるのかということを認識しておく必要があります．これは後述する疾患発生の生物学的メカニズムの解明とも関係します．

　例えば，水俣病の原因はメチル水銀であるということが現在では解明されています．しかし，疾患の集団発生に対する予防対策を検討する段階においては，原因物質（菌，ウィルス，化学物質等）を解明することよりも原因となる事象を解明することが優先されます（第3章第(0)節参照）．従って，水俣病の予防対策を講じるうえではメチル水銀が水俣病を発生させているということを解明することよりも，（結果的にはメチル水銀を多く蓄積していた）水俣湾産の魚介類の摂取を原因となる事象として同定することに重要性がありました（チャート6）．つまり，水俣病については，メチル水銀という化学物質を特定しなくても，あるいは，不明であっても，水俣湾産の魚介類の摂取を制限することにより水俣病被害の拡大を防げたものと考えられています．ただ

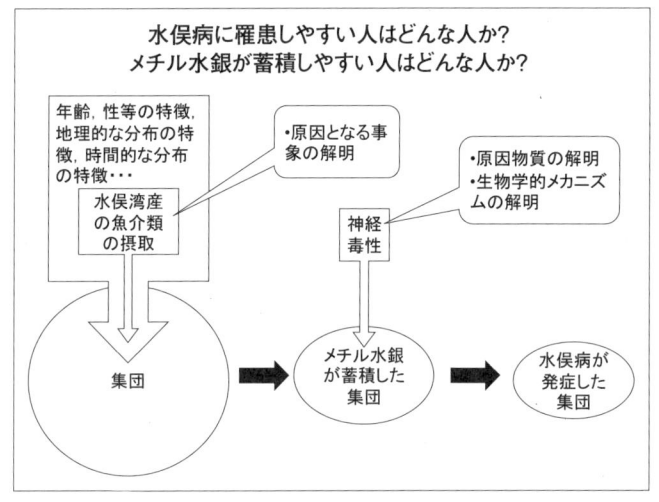

チャート6

し，適切な治療方法を検討するためには原因物質を解明する必要があります．また原因物質に対しては，その摂取に関わる安全基準の設定を検討する必要があります．さらに，被害を訴訟で争う場合には環境汚染者の特定が必要であり，そのためには原因物質の特定が必要な場合もあります．このように，疾患の原因解明の段階により，疾患の原因の定義をどのようなものとするのかを考慮する必要があります．

なお，「喫煙」は肺がんの原因の一つとされていますが，煙のどの成分が影響しているかについては十分に解明されていません．「喫煙する」という事象あるいは「タバコの煙」を原因と定義しているのです．そして，原因となる成分が十分に解明されていなくても「喫煙する」ことにより肺がん等様々な疾患への過剰罹患（発生）があることが多くの疫学研究で示されていることから，公衆衛生上の対策が講じられています．

(3) 健康被害の拡大を防止する

原因が明らかになれば，原因を取り除くこと，あるいは，原因に曝露されないようにすることが，健康被害の拡大防止のための重要な対策となります（チャート7）．また，健康被害が発生している範囲（地域等）を調査し，健康被害の拡大防止のための対策をとるべき対象（集団）を把握するとともに，行政上の権限をもって防止策を実施することが必要です．

しかし，疫学研究を含む様々な研究を行っても，原因と疑われる事象と健康被害との因果関係を判断するための十分な情報が得られない場合もあります．そのような場合には，行政として因果関係を判断できないことがあります．行政が原因と疑われる事象の拡散に関与している者を指定することにより，その者は経済的・社会的な負担を強いられます．それゆえ，原因となる事象について十分に解明が進んでいない段階においては行政として健康被害

```
被害拡大の防止

・原因物質不明でも，原因となる事象を特定することにより
  対策可能

・井戸を封鎖
    ・コレラ： コレラ菌発見前
・栄養バランス食
    ・脚気： ビタミン発見前
・水俣湾産の魚介類摂取禁止
    ・水俣病： メチル水銀確定前
```

チャート7

に関わる因果関係を判断することが躊躇されるのではないかと思われます．一方で，因果関係の明確な判断を行わないということは，強制力のある対策をとらないことを意味します（津田，2003）．水俣病は，水俣湾産の魚介類の摂取が原因となる事象として強く疑われたにも関わらず，原因物質が解明されるまで行政として明確な判断を行わなかったことから被害が拡大したと考えられています．

▶緊急時の行政判断の難しさ

　原因と健康被害との因果関係が十分ではない場合の行政判断の難しさは，環境・公害問題以外でもあります．例えば，1996年に大阪府堺市で発生した病原性大腸菌O157による集団食中毒事件では，原因と疑われた食品と健康被害の因果関係の判断に関わる行政からの情報の発信方法（その内容を含む）についての批判がありました．当時の厚生省が因果関係を判断するには不十分な調査情報を根拠にカイワレ大根が原因（食品）である可能性があるということを発表したために，カイワレ大根の生産農家やその関係者が経済的な被害を受けたという批判です（この問題の場合には，原因菌は病原性大腸菌O157と判明しているものの原因となる事象（特定の食品の摂取）が不明であっ

たことになります).因果関係が完全に解明されていない場合において因果関係を判断するためには,疫学研究の特徴や研究における限界を理解しておくことが必要です.そして,因果関係を判断することにより予想される社会的・経済的な影響やその原因を制御することにより見込まれる効果等を慎重に検討しておくことが必要です.しかし,どのようにすれば迅速かつ誤らずに判断することができるのかという問いに対する正答はありません.健康被害の拡大を防ぐための対策を早急に行わなければならないという差し迫った状況では何らかの判断が必要となります.

　なお,行政として対策をとるための因果関係の判断には,上述のような原因の除去等急を要する政策の根拠となる科学的知見が必要とされる場合と,救済法の制定等議会の決定が必要で比較的時間がかかる政策の根拠となる科学的知見が必要とされる場合があります(第(7)節参照).ただし,行政として因果関係を判断することには,いずれの場合においても相当な困難(割り切り)が伴うものと思われます.

▶予防原則

　因果関係が完全に解明されていない場合において,行政として因果関係を判断しなければならない場合の一つの考え方として予防原則(Precautionary principle)があります.予防原則とは,人の健康や環境に重大かつ不可逆的な影響を及ぼす恐れがある場合,科学的に因果関係が十分に証明されていない状況でも,安全側に規制することを可能とする考え方のことです(第5章第(2)節および第(3)節参照).

　予防原則の扱いが難しいところは,「人の健康や環境に重大かつ不可逆的な影響を及ぼす恐れ」を示した科学的根拠の妥当性の判断にあります.つまり,「人の健康に(対する)重大かつ不可逆的な影響」について予防原則(この場合,健康被害拡大の予防という意味も含まれます)の適用を考える場合,そ

のような影響がある可能性を示す根拠となる研究とはどのような研究であるべきなのかを考慮しておく必要があります．例えば，フロンガスによるオゾン層の破壊，二酸化炭素の排出による地球温暖化については実測値（あるいはシミュレーション）により地球環境が破壊されていることを示した研究が根拠とされます．一方で，ある環境汚染物質の健康影響に関わる曝露量の規制値について予防原則を適用するための根拠として，細胞実験が必要なのか，動物実験が必要なのか，あるいは，疫学研究が必要なのか，ということを考慮する必要があります．また，疫学研究が必要ということであれば，研究デザインとして因果推論が可能な分析疫学研究が必要なのか (第3章参照)，ということも考慮する内容に含まれます．さらに，その研究の質 (科学的妥当性) の判断も必要となります．

　結局，予防原則を適用するか否かはその時々の政治からの要請を反映した政策判断になります．科学的には完全に証明できていない段階においても人々の生活を衛る政策を進めて行かなければならない状況のもとでの行政としての判断には，科学的な議論を踏まえたうえでの政治的な判断が必要となります．そこには，訴訟における加害と被害の因果関係を推論するための科学的な証拠に対する原告側と被告側の主張の対立と同様 (第4章第(4)節参照)，科学的な事実に関わる政治的な駆け引きがあるかもしれません．

(4) 原因物質と生物学的メカニズムを解明する

　疾患の発生等健康被害の予防や制御は，原因物質を特定しなくても原因となる事象を特定することにより可能となります．しかし，治療方法の検討のためには生物学的メカニズムを解明し，原因となる事象の中のにある原因となる菌や化学物質を明らかにすることが必要です (チャート6)．そのような解明は，疫学研究により推論された因果関係を補強するためにも必要であり，

環境汚染者（加害者）を特定し，健康被害の補償問題を解決するためにも必要です．

なお，第(3)節で示した病原性大腸菌 O157 の例では，患者の検査結果から原因菌は早期に判明しましたが，公衆衛生上の対策を行うために重要な原因となった事象の解明，すなわち，原因となった食品や食品の流通経路の解明はできませんでした．

(5) 環境汚染者を探索する

原因物質の特定は，環境汚染者（加害者）を特定するための有力な情報となります．水俣病の事例では，環境汚染物質の特定に何年もの歳月がかかりましたが，メチル水銀が原因物質であることが解明され，それは新日本窒素肥料水俣工場における生産工程の副産物として生成されていたことが明らかにされました．また，メチル水銀を含む重金属類の海底の土壌汚染濃度は，新日本窒素肥料水俣工場の工場排水口から遠くなるに従い低くなるという研究結果が得られました．これらの事実により，新日本窒素肥料水俣工場がメチル水銀を含む工場廃水を十分な処理をせずに一般環境中に排水していたものと推定され，加害者として認められました．

イタイイタイ病の事例では，完全に生物学的なメカニズムが解明されていないなかで患者の臨床情報が集積され，重金属，特にカドミウムが原因物質であることが疑われました．また，神通川流域においては，イタイイタイ病が社会問題となる以前から神岡鉱山の鉱毒による（と考えられる）農作物の被害があったことから，神通川流域で集団的に発生した原因不明の難病についても神岡鉱山による環境汚染が原因であることが疑われました．そして，それを証明するために地質学者等による調査がなされ，神通川流域における重金属による河川水と土壌の汚染は神岡鉱山の廃水によるものということが明

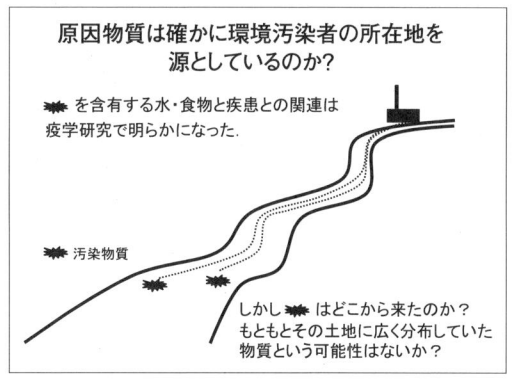

チャート8

らかにされました(チャート8).

(6) 環境汚染者を特定する(健康被害に関わる訴訟)

　疫学研究等により原因となる事象と健康被害の因果関係が示され,その原因物質が特定され,さらに,原因物質の排出者と疑われる者が存在した場合には,民事訴訟により加害と被害の因果関係が法廷において争われてきました(チャート9).被害者は原因物質の排出者(加害者)と疑われる者に対して損害賠償請求(環境民事訴訟)を行います.訴訟においては,推論された因果関係の科学的合理性を争点とするために,様々な領域の科学者が原告側あるいは被告側の証人となることがあります.そして,特定の科学領域の専門家としての証人は,その科学的知見に関わる証言を行うことになります.

　ここで,訴訟において判断される「法的因果関係」とは,損害あるいは被害の発生に至るメカニズムについての完全な証明を必要としない因果関係であり,かつ,疫学研究等の証拠に対する裁判官および裁判員の心証により判断される因果関係です(第4章第(4)節参照).つまり,争われている因果関係

```
┌─────────────────────────────────────────┐
│           因果関係の司法判断              │
│                                         │
│  ・加害と被害の因果関係                   │
│  ・原告側に証明する義務                   │
│                                         │
│  ・何を証明するか？                       │
│      ・原因物質と疾患発生（被害者）の因果関係 │
│      ・原因物質の加害者から被害者までの移動経路│
│      ・原因物質が加害者において生じていること │
└─────────────────────────────────────────┘
```

チャート9

について，その証拠が科学的に完全な証明ではなくても，証拠としての水準が高く，確からしさがあると裁判官および裁判員に認められた場合には「法的因果関係」が認められます．

(7) 因果関係の行政判断（被害者の公的な救済）

　橋本 (1998) は行政として対応が必要と決定された環境・公害問題に対する政策決定の諸段階を「問題の明確化」から「最終的な政策の決定」までとして**チャート10**に示すように要約しました．環境・公害問題に対して，行政には様々な利害関係を調整・統合していく役割があることをその要約は示唆しています．科学的な真実が不明であっても，行政は法に則り政策を行うことが求められることから，その時々における政治の要請により行政判断は変化する可能性があるということを否定できません．しかし，そのようななかで疫学研究は行政判断のための科学的な根拠の一つとして用いられています．また，行政として対応するべき問題か否かを検討する俎上に載せるためにも疫学研究は重要なものとなっています．

> **政策決定の諸段階**
>
> 1. 問題を明確に記述する．
> 2. 明確にされた問題とその対応に含まれる領域を規定する．
> 3. 決定すべき政策の目的を明確にする．
> 4. 1-3で示された問題，領域，及び，政策の目的を踏まえたうえで，政策を決定していくための必要な分化を明らかにする．
> 5. 4で示された分化に基づく各分野の役割と，分担の範囲を明確にし，その作業目的を設定する．
> 6. 各分野で行われる作業内容を踏まえて，各分野間で必要な調整や統合を進めていくうえでの関連のさせ方，調整や統合の目的を決めておく．
> 7. 6で示された調整や統合を進めていくうえでの組織や手続きを設定する．
> 8. 全体のタイムスケジュールを構想する．
> 9. 分化した分野ごとに，科学・技術ベースでの検討を行い，報告書をとりまとめて公表し，それに対する反応や意見を整理し分析する．
> 10. 目的を達成するために必要な各分野別の報告書相互間の関連のある面について，必要な調整や統合を検討して政策の草案を検討し，選択肢と政策判断条件をとりまとめて公表する．
> 11. 政策草案に対する各界の反応や意見を整理する．その過程で，議会をはじめ，住民や各界と意見交換の機会を設ける．
> 12. 最終的に政策を決定する．

チャート 10

出典：橋本（1998）（一部改編）

▶因果関係を行政として判断することの意義

環境・公害問題に関わる環境汚染と健康影響との因果関係について政府としての見解を示すなかで，「因果関係あり」と行政として判断するということは，行政として，財源を確保し，その問題に取り組むという意思表示となります．この行政判断を伴う政府見解は，その後の環境汚染物質の規制値の決定や，被害者への補償についての根拠を与えることになります．日本で四大公害病が社会問題として注目されるようになった時期に，当時の厚生省は，1968年5月に「富山県におけるイタイイタイ病に関する厚生省の見解」として，チャート11に示す政府見解を発表しました（厚生省，1968）．

その当時，厚生省の行政官であり，この政府見解の策定に携わった橋本道夫は，その経緯を自著（橋本，1988）において次のように述べています（これは一部抜粋したものを筆者が解釈し要約したものです．要約前の抜粋については

> **イタイイタイ病の政府見解**
>
> ア　イタイイタイ病の本態は，カドミウムの慢性中毒によりまず腎臓障害を生じ，次いで骨軟化症をきたし，これに妊娠，授乳，内分泌の変調，老化及び栄養としてのカルシウム等の不足などが誘因となってイタイイタイ病という疾患を形成したものであること．
>
> イ　対象地域として調査した他の水系及びその流域ではカドミウムによる環境汚染や本病の発生は認められず，本病の発生は神通川流域の上記の地域にのみ限られていること．
>
> ウ　慢性中毒の原因物質として，患者発生地域を汚染しているカドミウムについては，対象河川の河水及びその流域の水田土壌中に存在するカドミウムの濃度と大差のない程度とみられる自然界に由来するもののほかは，神通川上流の三井金属鉱業株式会社神岡鉱業所の事業活動に伴つて排出されたもの以外にはみあたらないこと．
>
> エ　神通川本流水系を汚染したカドミウムを含む重金属類は，過去において長年月にわたり同水系の用水を介して本病発生地域の水田土壌を汚染し，かつ，蓄積し，その土壌中に生育する水稲，大豆等の農作物に吸収され，かつ，また恐らく地下水を介して，井戸水を汚染していたものとみられること．
>
> オ　このように過去において長年月にわたつて本病発生地域を汚染したカドミウムは，住民に食物や水を介して摂取され，吸収されて，腎臓や骨等の体内臓器にその一部が蓄積され，主として更年期を過ぎた妊娠回数の多い居住歴はほぼ30年程度以上の当地域の婦人を徐々に発病にいたらしめ，十数年に及ぶものとみられる慢性の経過をたどつたものと判断されること．

チャート11

出典：厚生省（1968）

チャート12を参照してください．また，橋本が意図したことを文脈のなかで直接理解したい方は文献（橋本，1988）を参照してください）．

「過去においては科学的に完全に解明されなければ因果関係を証明したことにはならず環境汚染者を加害者と証明することが困難であった．イタイイタイ病に関しても，全てが明らかになる見込みがないことは予見できたので，それを待ってから行政としての判断と対応をするのでは，水俣病を二度繰り返すようなとりかえしのつかない大失敗を繰り返す恐れがあった．このようなことから，公害行政の責任において，最善の科学的知見にもとづいて行政としての判断と今後の対応を政府見解として宣言した．科学的究明は今後も積極的に続けなければならない．この政

行政官の決意として

- 「(前略)被害を受けている人々は損害賠償を法廷で請求する場合は,通常自分でそれを証明し,(中略)因果関係の科学的証明には長い年月と,莫大な調査研究費をかけて汚染や健康被害や発生源のサイドも調べることが必要である.(中略)完全に誰も納得させることが出来る程度の科学的証明は不可能だと言い切ってもよいと私は今も考えている.」
- 「(前略)学者には,行政としての判断をとりまとめるとの立場から一切相談しなかった.つまり,科学的な調査・研究報告は正確に使って,その確かさと不確かさを注意深く調べたうえで,それに対して公害行政としての判断を,公害行政の責任でとりまとめるという方式をとったわけである.(後略)」
- 「(前略)科学的な不確かさは半分近く残っているが,すべてが明確になる見込みはまずないので,それを待ってから行政としての判断と対応をするのでは,水俣病を二度繰り返す(※)ようなとりかえしのつかない大失敗をくりかえすおそれがある.したがって,最善の科学的知見にもとづいて行政としての判断と今後の対応を宣言したものであり,科学的究明は今後も積極的に続けなければならない.こういったことを明らかに述べたものであったが,世の中の受け取りは,イタイイタイ病はカドミウム中毒だという短絡的理解が一挙に支配的なものになってしまった.(後略)」
- 「(前略)イタイイタイ病の厚生省見解は,公害行政の責任において,それまで得られた最善の科学データを基礎にして,何が確かで何が不確かか,何が未知かということを十分明らかに自ら理解したうえで,行政官としての割り切りを行ってまとめたもので,厚生省見解の文章そのものを科学者に相談して合意を取り付けて書いたものではない.科学の役割と行政の役割をぎりぎりの点まで考えぬいたうえで踏み切ったことである.(後略)」

※注:水俣で発生した水俣病に対する行政としての判断がなされていない間に,阿賀野川流域でも水俣病が発生してしまったことを指している.

チャート12

出典:橋本(1988)(抜粋)

府見解の作成に関しては,学者には,行政としての判断をとりまとめるとの立場から一切相談せず,科学的な調査・研究報告は正確に使って,その確かさと不確かさを注意深く調べた上で,それに対して公害行政としての判断を,公害行政の責任でとりまとめるという方式をとった.つまり,政府見解は,それまで得られた最善の科学データを基礎にして,何が確かで何が不確かか,何が未知かということを十分明らかに自ら理解した上で,行政官としての割り切りを行ってまとめるべきものであり,科学者の合意を取り付けて書くものではない.」(橋本,1988)(抜粋要約)

橋本は行政官でありながら医師でありました．また，米国の公衆衛生大学院を修了しており，公衆衛生に関わる研究手法を修めていました．それゆえ，最終的には行政官としての因果関係の行政判断となりますが，研究者が行った研究結果を橋本自身が科学者として評価することができたのではないかと推測されます．

　個人的な見解ですが，環境汚染と健康影響との因果関係に関わる政府見解を策定する行政官は，研究対象者の適切性の評価，測定の妥当性の評価，解析の妥当性の評価，結論を導く過程の合理性の評価等，研究全般についての評価を適切に行える者であること，すなわち，研究の質を適切に評価できる者であることが必要であるものと思われます．それは，放射線の健康影響を含む今日の環境問題に関わる安全基準を設定する際の行政判断にもあてはまるものと思われます．

第2章

リスクを理解するために

(0) 緒言 —— 日常語としてのリスクの意味

〈リスク〉は日常的によく使用される言葉（日常語）ですが，専門用語として使用される場合もあります．その場合は科学的な指標として計算方法あるいは測定方法が厳密に定義されています．しかし，専門用語としての〈リスク〉の定義は一つではなく，それを扱う様々な学問領域で様々に定義されているという現実があります．

日常語としての〈リスク〉はどのように捉えられているのでしょうか．Risk を日本語に直訳すると「危険」です．〈リスク〉は既に外来語として日常語に定着し，国語辞典においては，一般に「危険」と説明されています．また，「失敗する可能性，あるいは，損害を受ける可能性」等の意味を含む場合もあります．前者については〈リスク〉の有無だけが着目されるような用いられ方がなされる場合です．例えば，「投資には〈リスク〉を伴う」という場合に，「投資には危険を伴う」と解釈すれば「投資により損をすることがある」（損をするかしないかということだけが念頭におかれて用いられている）という2値的な意味となります．これを後者のように「投資により損害を受ける可能性を伴う」と解釈すれば，可能性の有無という2値的な意味以外にも〈リスク〉には高低あるいは大小があることが示唆され，確率的な意味と捉えることができます（現実として正確にコミュニケーションを行う場合には，

その確率に定義が必要です)．このように，日常語として用いられる〈リスク〉の意味は様々なものがあります．そして，私たちが日常語として使用する場合には，〈リスク〉の定義を意識して使用することはほとんどないのではないでしょうか．

　本書においては〈リスク〉の意味を曖昧にしないために，本文中（表題を除く）では，疫学（および医学）の専門用語としてのリスクを示すとき以外には〈　〉付きの〈リスク〉と表記しました．本書の表題にもある『リスク・リテラシー』の〈リスク〉は日常語としての意味も含みますが，本書において「読み解く能力＝リテラシー」の目的とする情報は環境疫学研究から得られたリスクに関わる情報を想定していることから，疫学（および医学）の専門用語としてのリスクの意味を込めています（本書に頻出する『リスク情報』という用語の〈リスク〉にも同様の意味を含んでいます）．

▶本章のアウトライン

　本章では，〈リスク〉の定義について解説します．第(1)節では，様々な学問領域で定義される〈リスク〉の概念を整理します．第(2)節では，疫学の専門用語として確立され，疫学を含む医学領域で用いられてきた概念であるリスクについて解説します．第(3)節では，疫学（および医学）以外の領域で用いられることがある期待値としての〈リスク〉について，その一部の具体例を示します．

(1)　様々なリスクの定義

▶専門用語としてのリスクの意味（生起確率と期待値）

　前述の通り，〈リスク〉という言葉は日常語で用いられる一方で，〈リスク〉はそれを扱う学問領域の専門用語として計算方法あるいは測定方法が厳

> 〈リスク〉の定義
>
> ① 古典的な定義として,「生命の安全や健康,資産や環境に,危険や傷害等望ましくない事象を派生させる確率,ないし期待損失」(後略)
>
> ② 一般的な定義として,「①で述べた確率と,発生した損失や傷害の大きさの積で表現するもの」(後略)
>
> ③ 学問領域によっては,「①の定義の中の「望ましくない」という価値的表現を捨てて,事象の不確定な「変化」(例えば株価や為替変動等)」

チャート 13
出典:日本リスク研究学会(2006)(抜粋)

密に定義されています.リスク学事典(日本リスク研究学会,2006)では,〈リスク〉の定義は学問領域によって異なることが言及されたうえで,古典的な定義(チャート13①),一般的な定義(チャート13②),および,特定の学問領域における定義(チャート13③)に大別されています.そして,古典的な定義については生物・医学等を中心とする個別科学,一般的な定義については環境科学や巨大技術等複雑な〈リスク〉を扱う領域,特定の学問領域における定義については経済学の領域で使われることが多いとされています.

疫学(および医学)の専門用語としてのリスクは,基本的には前述の古典的な定義に該当します.より実践的な定義においては,ある集団のなかでの死亡,罹患,治癒,寛解等,健康に関連したイベント(Event)の発生数を0~100%の範囲で示す割合(Proportion)の概念と単位時間あたりのイベント発生数を示すスピード(率; Rate)の概念に大別されます(第(2)節参照).一方,それ以外の学問領域の専門用語として捉えられた場合については(一般的な定義),〈リスク〉を「生起確率」とする考え方と,想定される被害の大きさとその生起確率の積で表現される「期待値」とする考え方があります(日本リスク研究学会,2006).ただし,「想定される被害の大きさ」とは,環境・

公害問題を扱う場合には人への健康影響の大きさを意図する場合と環境汚染の大きさや生態系全体への影響の大きさを意図する場合があります．

なお，この「想定される被害の大きさ」を学問領域によっては「ハザード」(Hazard) という用語で定義することもあります．しかし，「ハザード」についてもいくつかの意味があり (Porta, 2008)，〈リスク〉の同義語として用いられる場合やリスク因子（つまり，望ましくない事象を発生させる要因）と同様な概念として用いられる場合，あるいは，発生率の概念として用いられる場合があります（例えば，生存時間解析 (Cox 回帰分析) により求められるハザード比は大雑把には発生率の比を示します）．それゆえ，「ハザード」という用語についても学問領域により異なる定義を有する用語として注意が必要です．

▶リスクを環境リスクと健康リスクに分類する

環境・公害問題に関わる〈リスク〉を考えるうえでは，環境が汚染される可能性としての『環境リスク』と，環境汚染が人の健康に影響を与える可能性としての『健康リスク』を考える必要があります．これは，環境汚染が発生すること（あるいは，人に環境汚染への曝露があること）自体を〈リスク〉と定義するか（『環境リスク』），環境汚染への曝露があるという条件のもとでの健康影響の発生を〈リスク〉と定義するか（『健康リスク』）という考え方により分類したものです．このような〈リスク〉以外にも，様々な学問領域で，『生涯リスク』，『ユニットリスク』，『生態リスク』，『絶滅リスク』等，様々な〈リスク〉の考え方があります．

チャート 14 は，疫学（および医学）の専門用語として定義されたリスクと，それ以外の学問領域で定義された〈リスク〉の位置づけを示したものです．そのなかでは〈リスク〉を『環境リスク』と『健康リスク』に分類し，さらに，それぞれについて，生起確率とした場合と期待値とした場合に分類しています．

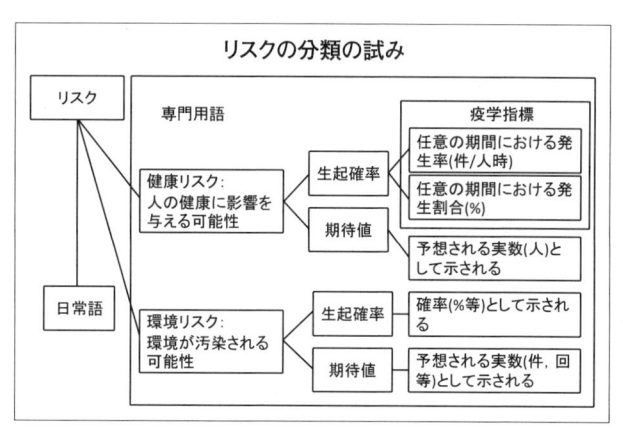

```
┌─────────────────────────────────────────────────────────┐
│                    リスクの分類の試み                    │
│  ┌─────┐   専門用語                    疫学指標          │
│  │リスク│                                               │
│  └─────┘   ┌─────────┐   ┌───────┐  ┌──────────────┐   │
│            │健康リスク:│──│生起確率│──│任意の期間における発│   │
│            │人の健康に影│  └───────┘  │生率(件/人時)  │   │
│            │響を与える可│              ├──────────────┤   │
│            │能性       │              │任意の期間における発│   │
│            │           │              │生割合(%)      │   │
│            └─────────┘   ┌───────┐  └──────────────┘   │
│                          │期待値  │  ┌──────────────┐   │
│  ┌─────┐                 └───────┘  │予想される実数(人)と│   │
│  │日常語│                             │して示される   │   │
│  └─────┘                             └──────────────┘   │
│            ┌─────────┐   ┌───────┐  ┌──────────────┐   │
│            │環境リスク:│──│生起確率│──│確率(%等)として示さ│   │
│            │環境が汚染さ│  └───────┘  │れる           │   │
│            │れる可能性  │  ┌───────┐  ├──────────────┤   │
│            │           │  │期待値  │  │予想される実数(件, 回│  │
│            └─────────┘   └───────┘  │等)として示される│   │
│                                      └──────────────┘   │
└─────────────────────────────────────────────────────────┘
```

チャート 14

　ここで定義する『生起確率としての健康リスク』は，ある集団において一定期間に疾患が発生する（した）確率を示す指標です．例えば，10000 人の住民のうち，1 年間に 100 人がインフルエンザに罹患した場合，発生割合は 1%と計算されます．同様に，『生起確率としての環境リスク』とは，一定期間に環境汚染を伴う事態が発生する（した）確率を示す指標です．例えば，2012 年 1 月現在就航中の石油タンカー x 隻のうち，2020 年までの間に y 隻が原油流出事故を起こしたならば，その生起確率は 100 x/y%となります．これらの生起確率としての『健康リスク』と『環境リスク』を割合の概念として捉えれば，それらは共に 0〜100%で示される指標と考えられます（率の概念については第(2)節参照）．

　なお，環境汚染の発生からその健康影響の発生（疾患の発生等）までの時間軸において，『健康リスク』は『環境リスク』が生起したという条件のもとでの疾患（健康影響）の生起確率になります（**チャート 15**）．

　『期待値としての健康リスク』とは，曝露がある集団における一定期間に健康に関連したイベントが発生する期待値であり，各事態（例えば，10 人疾

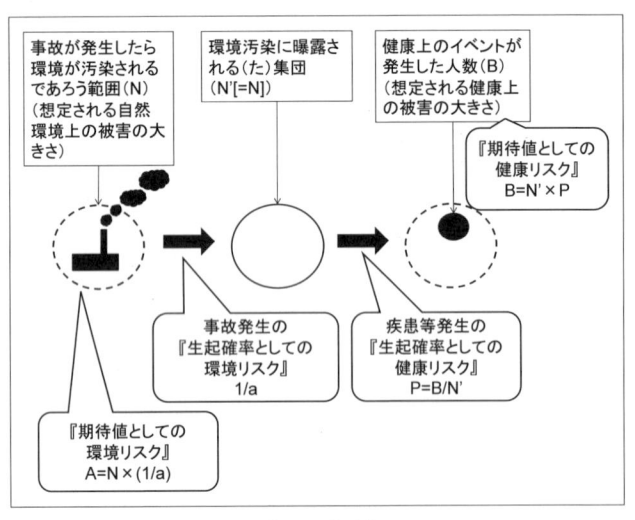

```
┌─────────────┐  ┌─────────────┐  ┌─────────────┐
│事故が発生したら│  │環境汚染に曝露さ│  │健康上のイベントが│
│環境が汚染される│  │れる(た)集団  │  │発生した人数(B)│
│であろう範囲(N)│  │(N'[=N])    │  │(想定される健康上│
│(想定される自然│  └─────────────┘  │の被害の大きさ) │
│環境上の被害の大│                  └─────────────┘
│きさ)        │                        │
└─────────────┘                  ┌─────────────┐
      │                          │『期待値としての│
                                 │健康リスク』  │
                                 │B=N'×P      │
                                 └─────────────┘
```

              ┌──────────┐ ┌──────────┐
              │事故発生の │ │疾患等発生の│
              │『生起確率と│ │『生起確率と│
              │しての   │ │しての   │
              │環境リスク』│ │健康リスク』│
              │1/a   │ │P=B/N'   │
              └──────────┘ └──────────┘

      ┌──────────┐
      │『期待値としての│
      │環境リスク』 │
      │A=N×(1/a)   │
      └──────────┘

チャート 15

患が発生する事態や 100 人疾患が発生する事態等）でのイベント数とそれぞれの事態が発生する確率の積の総和により求められます（曝露がある集団の人数と発生割合の積と同値になります）．一方，『期待値としての環境リスク』とは，環境汚染が発生した場合に想定される被害（被曝露）人数とそのような事態が発生する可能性との積により求められます（第(3)節参照）．

　ただし，本書におけるこれらの〈リスク〉の定義や解説は普遍的なものではなく，本書において〈リスク〉を整理するためのものと考えてください．

(2) 疫学の専門用語としてのリスクの意味

　疫学辞典（Porta, 2008）によると，リスクとは，

　「ある事象が発生する確率．例えば，ある個人が一定の期間や一定の年

齢で罹患あるいは死亡する確率．また，（一般に）望ましくない結果を引き起こす確率を表すさまざまな指標を包含する非専門用語．」(Porta, 2008)

とされています．すなわち，「疫学（および医学）の専門用語としてのリスク」と「非専門用語としてのリスク」の2つの意味があることを示しています．疫学研究者と非専門家が疫学研究の結果についてコミュニケート（疫学研究者からのリスク情報の一方向的な発信を含む）するときに，〈リスク〉という用語についての共通の認識がない場合には，情報の中に現われる〈リスク〉という用語に対して正確なコミュニケーションが成立しません．一般に，疫学研究から得られたリスク情報のなかで表現されるリスクは疫学（および医学）の専門用語としてのリスクです．疫学研究者と非専門家のコミュニケーションのなかでは，疫学における最も基本的な指標であるリスクの定義を正確にコミュニケートする必要があります．

　疫学（および医学）の専門用語としてのリスクを示す指標としては，発生割合（罹患割合；Incidence proportion）と発生率（罹患率；Incidence rate）があります．ここで発生とは，死亡，罹患，治癒，寛解等，健康に関連したイベントの発生を意味します．疫学（および医学）では，割合の概念と率の概念は明確に定義されています．それらの概念については次項以降に詳述しますが，疫学（および医学）における割合の概念は，ある集団の人数を分母としたときに，その中から任意の期間に健康に関連したイベントが発生した件数を分子として百分率（Percentage）で表した概念です．一方，率の概念は，集団における単位時間あたりの平均的なイベント発生のスピードを示すものです．ただし，現実としては，割合の概念を示す場合においても用語として定着している率の表記（有病率等）を用いる場合があります．

発生割合

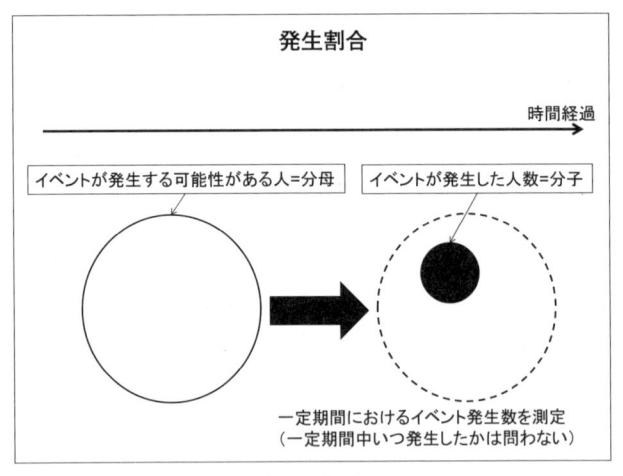

時間経過 →

イベントが発生する可能性がある人=分母　　イベントが発生した人数=分子

一定期間におけるイベント発生数を測定
（一定期間中いつ発生したかは問わない）

チャート 16

▶発生割合とは

　ここで定義する割合は，分母となる集団の中からのみ生じた分子を分母で除した指標と定義されます．例えば，100人の健康な人の集団において，その後1年以内に10人が疾患Aに罹患した場合，疾患Aの1年間の発生割合は10%（=10/100）と計算されます（チャート16）．発生割合の上限は100%です．発生割合を定義するうえでは何年以内の発生を捉えるのか，その期間を適切に定義する必要があります．例えば，ある調査における死亡の発生割合について「200年間の死亡の発生割合」と定義すると，どのようなグループにおいても上限である100%となってしまうので意味のない指標となってしまいます．

▶リスク集団

　ある集団における発生割合（あるいは，後述の発生率）を求める場合，その母数（分母）となる集団，つまり，追跡調査における対象集団は，将来，標

的とする疾患等健康に関連したイベントが発生する可能性を有する集団（リスク集団；Population at risk）である必要があります．例えば，喘息の発生割合を調査（計算）する場合には，将来喘息になる可能性を有する集団を対象（分母）とする必要があり，調査開始時点で喘息である者は分母から除かれます．また，子宮がんの発生割合を調査（計算）する場合には，将来，子宮がんになる可能性を有する集団を対象（分母）とする必要があり，男性をその分母に含めることは不適切です．

▶リスク比とリスク差

　ある集団における発生割合は他の集団における発生割合との比較を行うことにより初めてその大小の評価が可能となります．例えば，10年間喫煙した集団における肺がんに罹る割合は，10年間喫煙しなかった集団における肺がんに罹る割合と比較することにより，発生割合としてのリスクの大小を評価することができます．同様に，例えば，交通量の多い幹線道路の近傍に居住している集団の1年間の喘息の発生割合は3％であったという調査結果を得たとしても，それだけで大気汚染への曝露による健康影響を判断することはできません．幹線道路から遠く離れた場所ではどのくらいの喘息の発生割合であるかを調査し，発生割合の差（一般にリスク差（Risk difference）という）を求めたり，比（一般にリスク比（Risk ratio）という）を求めたりする等，コントロール（対照；Control）とする集団との比較を行うことにより，発生割合の大小を評価することが可能となります（後述する発生率についても同様です）．

　リスク比は要因への曝露や保有がなかった場合に比べたときのあった場合の疾患の発生の大きさ（相対的な効果）を示す指標であり，リスク差は要因が疾患の発生に与える影響の社会的な大きさ（絶対量としての効果）を示す指標です．リスク比とリスク差の理解を促すために，次の架空例により説明しま

す（疾患の重篤さは考慮していません）．例えば，1年間の甲状腺がんの発生割合がある値以上の放射線への曝露があるグループとないグループで，それぞれ20/100000と2/100000であった場合，リスク比は10倍，リスク差は0.018%となります．また，1年間の喘息の発生割合がある値以上の大気汚染へ曝露があるグループとないグループで，それぞれ4000/100000と2000/100000であった場合，リスク比は2倍，リスク差は2%となります．リスク比とリスク差の特徴を極立てるようにこの架空例について解釈を行うとすれば，放射線は曝露すると高度に（10倍も）甲状腺がんになる可能性が高まりますが，社会全体としての発生数の増加は比較的小さく（曝露人口の0.018%の増加），一方，大気汚染は曝露しても喘息になる可能性は2倍程度の高まりですが，社会全体としての発生数の増加は非常に大きい（曝露人口の2%の増加），ということになります．

▶発生率とは

　割合も率も日常語としては同義語として用いられていますが，疫学（および医学）の専門用語として定義する率は基本的にはスピードの概念を示す指標です．つまり，発生率は集団における死亡や罹患等健康に関連したイベントの発生の平均的なスピードであり，「発生割合」とは異なる概念です．前述の通り，発生割合の上限は100%ですが，発生率は延べ観察時間あたり何人に発生したのかということから計算される単位観察時間（人年）あたりの発生人数（件数）を示した概念であり，上限がある指標ではありません．

▶発生するスピードのイメージ

　スピードの指標としての率をイメージするために，例えば，健康な人を常に1人だけ観察することを一定期間つづける，つまり，健康なある1人をある期間観察し，その人が罹患（疾患発生）するか，追跡不能の状態（例えば転

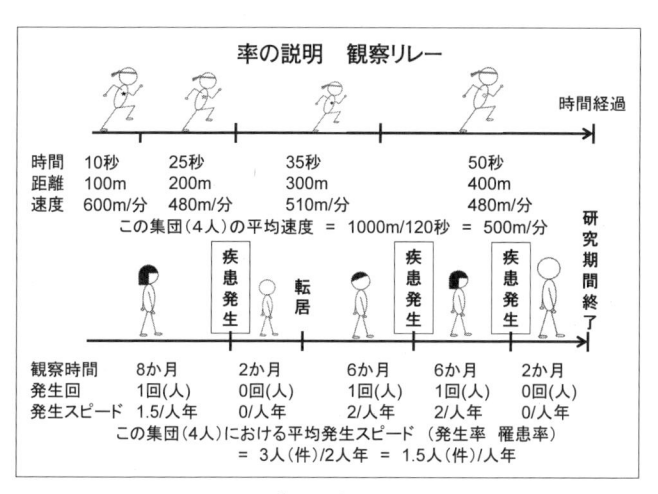

```
                    率の説明　観察リレー
                                                              時間経過
時間    10秒     25秒      35秒        50秒
距離    100m     200m      300m        400m
速度    600m/分  480m/分   510m/分     480m/分
        この集団（4人）の平均速度　=　1000m/120秒　=　500m/分

                  疾患         疾患    疾患
                  発生         発生    発生
                        転居
観察時間  8か月    2か月    6か月    6か月    2か月
発生回    1回(人)  0回(人)  1回(人)  1回(人)  0回(人)
発生スピード 1.5/人年 0/人年 2/人年  2/人年   0/人年
        この集団（4人）における平均発生スピード（発生率 罹患率）
                  =　3人(件)/2人年　1.5人(件)/人年
```

チャート 17

居等）となったらその人の観察を終了し，すぐに次の健康な人を観察し始めるということを一定期間つづけるという，「観察リレー」を考えてみます（**チャート 17 下段**）．この例では観察期間が延べ 2 年間で合計 3 人（回）の疾患の発生がありました．この場合，発生率（罹患率）は 1.5 人（回）/ 人年（= 3 人（回）/ 2 人年）というように示されます．その意味するところは，健康な人の延べ 1 年間あたり 1.5 回疾患が発生するという，単位人・単位時間あたりに標的とする健康に関連したイベントが発生する回数，つまり，イベントが発生するスピードを示しています．ここで，分母の人年という単位は，標的とする健康に関連したイベントが発生していない状態の人 1 人を延べ 1 年間観察するという量を示しています．

　発生率は，陸上競技のリレーチームの「平均速度」と同様に考えることができます（**チャート 17 上段**）．例えば，4 人のリレーで，第 1 走者は 10 秒で 100 m 走りバトンを次に渡し，第 2 走者は 25 秒で 200 m 走り，第 3 走者は 35 秒で 300 m 走り，第 4 走者は 50 秒で 400 m を走った場合を考えてみます．

この場合，走者を延べ2分間観察した場合の走った距離が1000 mなので，その集団の平均速度は500 m/分と計算されます．一般的な表記ではありませんが，1人1分あたり500 m進むので，「500 m/人分」とも示せます．リレーのチーム（集団）としての平均速度を算出するにあたっての延べ走行時間は，疾患の発生率を算出するにあたっての延べ健康な期間に対応します．また，集団としての走った距離の合計は，発生率では集団としての発生数の合計に対応します．

　より実践的な疫学研究の例として，100人の対象集団をある年の1月1日から12月31日まで1年間観察しているなかで，ある疾患の発生率を調査するような場合を考えてみます．発生率の計算には，健康な者だけを（健康な期間だけを）算入しますので，疾患に罹った時点で観察は終了となります．それゆえ，100人を1年間観察するなかで，疾患の発生により，ある者は3ヵ月で観察終了となり，ある者は6ヵ月で観察終了となることが起こります．そして，100人の健康な観察期間を足し合わせたところ延べ90年（90人年）であったとします．また，その観察期間での疾患の発生数は合計15件あったとします．このとき，発生率は0.17（＝15/90）人/人年と計算されます．つまり，その集団における疾患の平均的な発生スピードは，1人年あたり0.17人であることを示しています．保健衛生統計では1000人年あたり，あるいは，10万人年あたりで示されることもあります．

　このように，疫学（および医学）の専門用語としてのリスクには，割合の概念を指す場合とスピードの概念を指す場合があります．ただし，疫学（および医学）で一般にリスク比と呼ばれる指標は，発生割合の比を指し，発生率の比については率比（Rate ratio）という用語が用いられます．

▶ 有病割合（有病率）とは

　ある集団の健康に関わる状況を表す指標としては，リスク（発生割合や発

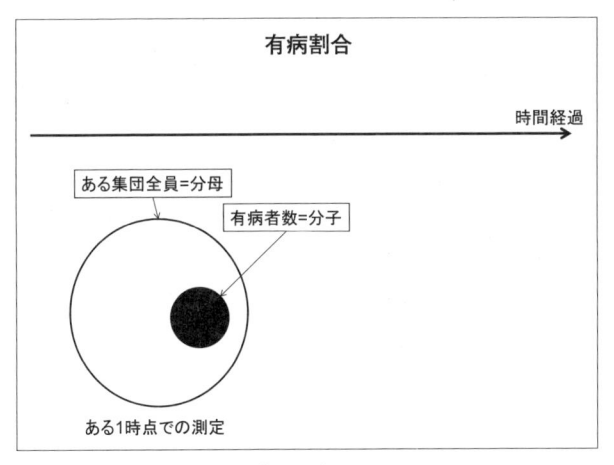

```
┌─────────────────────────────────────────────┐
│                有病割合                      │
│                                              │
│  ─────────────────────────────────→ 時間経過 │
│                                              │
│      ┌─ ある集団全員=分母 ─┐                │
│      │   ┌─ 有病者数=分子 ─┐                │
│         ⬤                                   │
│                                              │
│         ある1時点での測定                    │
└─────────────────────────────────────────────┘

チャート 18
```

生率) の他に有病割合 (Prevalence) という指標があります．有病割合の概念はシェア (占有; Share) の概念であり，ある一時点におけるある集団に占める有病者の割合です．例えば，ある時点で，人口 10000 人の町で糖尿病患者が 1000 人いたとしたら，その町の糖尿病の有病割合は 10％ということになります (チャート 18)．有病割合は上述のように割合の概念ではありますが，その概念を示す用語としては「有病率」が定着しています．

(3) 期待値としての健康リスクの試算

▶個人としての想定される健康上の被害の大きさと生起確率

期待値としての〈リスク〉は，想定される被害の大きさとその生起確率の積の総和で表現されます．『期待値としての健康リスク』を考えるためには，まず，個人として想定される健康上の「被害の大きさ」を，死亡や罹患等健康に関連したイベントが発生した事態を定量的に定義することが必要です．例えば，ある個人にがんが発生した事態を 1，健康である事態を 0 とする等

です．

　生起確率とは，その事態が生起（発生）する確率であり，疾患等の発生を扱う場合には疫学（および医学）の専門用語としての発生割合と同じ概念です．第(2)節に示した通り，発生割合は集団を対象とした疫学研究により得られた平均的な確率であり，疾患への罹りやすさは個人の感受性により異なるということに注意する必要があります．また，発生割合には検討する問題の性質により適切な期間が設定されるので，発生割合についてのリスク情報は，「1年以内の発生と定義したときの生起確率」，「5年以内の発生と定義したときの生起確率」等，時間の概念が含まれる情報であるということに注意する必要があります．

▶宝くじの当選金額の期待値を例に

　さてここで，想定される被害の大きさと生起確率の積から計算される『期待値としてのリスク』について，チャート19に示すように，宝くじを1単位購入した場合と，ある個人に要因Xへの曝露があった場合を比較しながら概説します（例として適切性を欠くかもしれませんが身近な例として宝くじを取り上げました）．

　1単位（例えば100円）の宝くじを購入した場合の当選金額が，疫学研究においては想定される健康上の被害の大きさに相当します．1単位の宝くじを購入した場合，当選金額により生起確率が異なるように，未来において想定される事態により生起確率は異なります．想定される事態別（当選金額別）にそれぞれ当選金額と生起確率を掛け合わせてそれらを合計すると，未来において想定される事態（当選金額）の期待値が計算されます．チャート19の例の場合，100円分の宝くじを購入したときの当選金額の期待値は30円となります．

期待値としてのリスク

	宝くじ(1枚)	要因Xへの曝露(個人)
想定される被害(当選額)の大きさ(ある宝くじ1単位購入したときにどのような結末があるか想定，あるいは，ある個人として，どのような事態(結末)があるのかを想定)	1000万円 100万円 100円 0円	事態0: 健康: 0 事態1: 疾患A発生: 1 (1人の疾患A発生を1単位とした場合)
生起確率	1000万円: 1/1000000 100円: 1/100000 10円: 1/10 0円: 899989/1000000	各事態ごとの発生確率 事態0: 健康: 99.984%(=99989/100000) 事態1: 疾患A発生: 0.016%(=16/100000)
『期待値としてのリスク』 (1単位のとき)	1000万×(1/1000000) +100万×(1/100000) +100×1/10 +0×(899989/1000000) =10+10+10+0=30円	0×99.984% + 1×0.016% =0.00016人

『期待値としてのリスク』は，「想定される被害の大きさ×生起確率」により計算される

チャート19

▶個人における期待値としての健康リスク

この考え方をある個人に要因Xへの曝露があった場合の疾患Aが発生する期待値の計算に適用してみます．まず，想定される被害の大きさを定量化する必要があります．この被害の大きさは，宝くじの場合には金額という数量が該当します．ある1人の個人に想定される被害の大きさについては，疾患Aが発生するかしないかの2つの事態を定量化することにより考えることができます．チャート19の例では，疾患Aに罹ることを1(人)(事態1)，罹らないことを0(人)(事態0)と定量化しました．

要因Xへの曝露があるグループにおける1年間の疾患Aの発生割合は0.016%であったとして，これを個人における事態1の生起確率とすると，事態0の生起確率は99.984%となります．これらの値から被害の大きさと生起確率から計算される期待値としての〈リスク〉，すなわち，ある個人に対する1年間の疾患A発生の『期待値としての健康リスク』は，0.00016(人)

（＝0×0.99984＋1×0.00016）となります．

▶集団における期待値としての健康リスク

　個人としての『期待値としての健康リスク』は上述のように計算されますが，しかし，ある個人に要因Xへの曝露があるときの1年間の疾患A発生の期待値が0.00016（人）という表現はやや分かりにくいものと思われます．そこで集団としての『期待値としての健康リスク』を考えてみます．例えば，要因Xへの曝露がある11万人の集団において1年間に疾患Aが発生する期待値を計算してみます（チャート20）．

　集団としての想定される健康上の被害の大きさは，集団における様々な事態を定量的に定義したものとなります．例えば，100人の集団であれば，100人全員が疾患Bに罹るという事態のときの被害の大きさを100（人），99人が疾患Bに罹るという事態のときの被害の大きさを99（人）とし，以下，

	期待値としての健康リスク（集団として）
	要因Xへの曝露（11万人の集団）
想定される被害の大きさ （疾患Aの発生数）	ある地域内で11万人に要因Xへの曝露が考えられた場合に考えられる事態 事態0: 疾患A発生: 0人　健康: 110000人 事態1: 疾患A発生: 1人　健康: 109999人 … 事態r: 疾患A発生: r人　健康: 110000-r 人 （r＝0〜110000）
疾患A発生の生起確率	各事態ごとの疾患Aの生起確率 事態0: $(99.984\%)^{110000}$ 事態1: $110000(99.984\%)^{109999}(0.016\%)$ … 事態r: $_{110000}C_r(99.984\%)^{110000-r}(0.016\%)^r$ （r＝0〜110000） （各個人の疾患Aの生起確率は0.016%とする）
『期待値としてのリスク』	$\Sigma r\,_{110000}C_r(99.984\%)^{110000-r}(0.016\%)^r$ ＝110000×0.016% ＝17.6人

チャート20

98人，97人，それ以下も同様に，そして，誰も疾患Bに罹らなかったという事態のときの被害の大きさを0（人）として101通りの事態を定量的に定義します．ここでは，要因Xへの曝露がある11万人のうち，全員が疾患Aに罹るという事態から，誰も疾患Aに罹らないという事態まで，110001通りの事態が想定されます．r（0～110000）を疾患Aの発生者数とすると，事態rの生起確率Prは，

$$\text{事態rの生起確率 } Pr = {}_{110000}C_r \, 0.00016^r \, 0.99984^{110000-r}$$

により計算されます．この生起確率Prと，想定される被害の大きさrとの積をそれぞれの想定される事態毎に求め，それらの総和をとると17.6（人）となります（チャート20）．この値は，結果的には11万人に対し集団としての発生割合である0.016%を乗じても同値となります．すなわち，11万人の集団において疾患Aが発生する『期待値としての健康リスク』は年あたり17.6（人）となります．

▶効用値とは

『期待値としての健康リスク』については，本節のこれまでの例では特定の一つの健康に関連するイベントのみ（疾患A）を対象としていました．しかし，複数の疾患を視野に入れるということも考え方としては可能です．例えば，ある環境汚染物質への曝露について，死亡の〈リスク〉と発がんの〈リスク〉を総合的に評価したい場合等です．このような場合，想定される被害の大きさとして，完全な健康を0，死亡を1，発がんを0.9と重みづけをする等の方法があります（ここで示した数値は例であり，妥当性に関わる検証を経た数値ではありません）．例えば100人の集団で想定される事態として，1人のみ死亡した事態の想定される被害の大きさは1，1人のみ発がんした事態の想定される被害の大きさは0.9，1人死亡し，2人発がんした事態の想定さ

れる被害の大きさは2.8（=1+0.9×2）とする等の方法です．このような定量化は効用値の考え方によるものです．効用値とは主観的な健康度（あるいは健康に対する価値観）を測定するものです．例えば，死亡を1，完全な健康を0としたとき，脳卒中の罹患は主観的にはどのくらいかということを対象とする集団において調査したうえでの代表値として決定される指標です．しかし，このような方法は〈リスク〉の定義や解釈を複雑にしてしまう可能性があることから，効用値を含む情報をコミュニケートする際にはその理解への十分な配慮が必要と思われます．

第3章

疫学研究の要点を理解するために

(0) 緒言 —— 疫学とは

▶医学研究領域に用いられる疫学的研究手法

　疫学（Epidemiology）は，歴史的には感染症（疫病）や原因不明の疾患が流行したときに，疾患の広がりや原因となる事象を調査し，対策や予防方法を研究する公衆衛生（Public health）に関わる基本的な科学として発展しました．疫学の特長は，疾患の原因となる菌，ウィルス，あるいは，化学物質等の原因物質が不明であり疾患の発生に至る生物学的メカニズムが解明されていなくても，原因となる事象を解明することにより公衆衛生上の対策をとるための知見を提供することが可能なことです．

　例えば，19世紀半ばにロンドンでコレラが流行した際に，イギリス人医師John Snowが行った疫学調査が有名です．Snowはコレラ菌がコレラの原因菌として認められる約30年前に，飲用水に関連してコレラが発生していることをつきとめ，汚染された井戸や水道の使用を制御することにより感染の拡大を防ぎました（感染症疫学；Infectious disease epidemiology）（チャート21）．また，明治時代に日本海軍で大問題となっていた脚気の集団罹患に対して，海軍軍医高木兼寛が行った疫学調査が有名です．高木はビタミンが発見される前に，また，脚気の原因がビタミンB1の欠乏であるということが解明される前に，兵食の内容と脚気に関連性があることをつきとめ，兵食の栄養バ

原因不明でも対策可能（コレラと脚気の例）	
コレラ	脚気
• 発生場所の分布 　L社給水地区（当時井戸で取水）では少ない • その違いは… 　…水が原因 • 汚染された井戸を廃止 • コレラの発生が収束	• 人の分布 　上級士官に少なく，水兵に多い • その違いは… 　…食事が原因 • 栄養バランスを変更 • 脚気の発生が収束

チャート21

ランスの改善により脚気予防に成功しました（栄養疫学；Nutritional epidemiology）（チャート21）．

　現代では，脳卒中，心筋梗塞，がん，あるいは，糖尿病等，生活習慣により病変が徐々に進行する慢性疾患が公衆衛生上対策が必要な疾患となりました．疫学はそれらの原因を明らかにし，予防を行うために活用されています（慢性疾患疫学；Chronic disease epidemiology）．

　このようなことから，疫学というと感染症疫学や慢性疾患疫学をイメージすることが多いものと思われます．しかし，感染症疫学等に用いられる疫学的研究手法（研究デザイン）は，他の医学研究領域において広く用いられています．例えば，医薬品や治療方法の開発に関わる情報等，医療において根拠となる科学的な情報は，生理学や病理学等の基礎医学における動物実験や細胞実験等の実験研究の他，治験（臨床試験；Clinical trials）等を含む臨床研究（臨床疫学；Clinical epidemiology）により得られています．そこで用いられる基本的な研究デザインは非常にシンプルです．ある疾患を有する集団を特定の治療をしたグループと特定の治療をしなかったグループに分けて一定期間追跡し，治癒等，健康状態の変化をグループ間で比較するというものです．

▶疫学とは

このように，疫学とは，個体としての人（細胞や組織ではない）を対象とした健康科学研究において，環境，生活習慣，薬剤，治療方法等の原因や要因となる事象と，健康に関連した状態や健康に関連したイベント等健康上のアウトカム（Outcome）との因果関係を推論するための基本的な研究デザインを提供する実践科学です．ここで，「健康に関連した状態やイベント」あるいは「健康上のアウトカム」とは，疾患の発生，外傷の発生，死亡の発生，検査値等健康指標の変化，疾患の治癒等であり，測定方法等が定義され妥当性を持って測定することが可能な事象です．

原因となる事象には，疾患の原因となる菌，ウィルス，あるいは，化学物質等の原因物質への曝露に限らず，制御可能な事象全てを含みます（遺伝子を扱う場合はこの限りではありません）．それゆえ，疫学は健康に関わる諸問題を制御するための実践科学として重用されています．

なお，疫学辞典（Porta, 2008）では，疫学を

> 「特定の集団における健康に関連する状況あるいは事象の，分布あるいは規定因子に関する研究（後略）」（Porta, 2008）

と定義しています．「分布」とは，環境汚染物質等の原因となる（と疑われる）事象および健康上に関連したイベントの発生等健康上のアウトカムに関わる，時間的な分布，地理的な分布，および，人的要因の分布（性，年齢，人種等）です．疫学研究は，それらの分布の特徴を詳細に調査し，原因となる事象と健康上のアウトカムとの関連性を明らかにすることを目的としています．

▶**環境疫学とは**

環境疫学 (Environmental epidemiology) は疫学の中の一分野です．一般に，

「外部環境に存在する物理的，化学的および生物学的因子がヒトの健康に及ぼす影響および物理的，化学的，生物学的因子に関連している社会的，経済的，文化的因子の短期，長期影響（例えば，都市化，農業の発展，エネルギーの産生や燃焼）を研究する疫学の考え方，理論，および方法に用いられる疫学の一分野あるいは下位専門分野」(Porta, 2008)

と定義されています．より端的には，

「一般的な環境における個人の意思によらない曝露とその健康影響に関わる疫学研究を行う領域」(Steenland, 1997)

と定義されています．本書においては，「環境疫学」を「人類の活動等による局地的な環境汚染や広域的な地球環境問題等の健康影響を扱う疫学研究」と定義します．ここで局地的な環境汚染による健康影響にはいわゆる公害病（戦後に顕在化し現在まで続く社会問題となっている水俣病，新潟水俣病，イタイイタイ病，四日市ぜん息等）を含みます．近年においても，アスベストによる健康影響や自動車排気ガスによる健康影響，放射性物質（放射線）による健康影響等が問題となっています．また，広域的な地球環境問題とは，オゾン層破壊，気候変動，化学物質の拡散等があげられます．

▶**本章のアウトライン**

本章では，疫学研究を理解するために必要な知識について整理をします．第(1)節では，疫学研究に関わる基本的な研究デザイン (Study design) につい

て概説します．第(2)節では，バイアス（Bias）について概説します．第(3)節では，統計解析の基本的な考え方を概説します．第(4)節では，疫学研究論文の特徴等について概説します．

(1) 疫学研究の基本的なデザイン

▶仮説の形成と仮説の証明

自然科学においては「仮説を形成すること」と「仮説を証明すること」がその進歩のための両輪となっています．疫学研究においても主として仮説を形成する研究と仮説の証明を試みる研究があります（**チャート22**）．疫学研究のなかで，疾患の発生状況の記述や，ある要因とある健康上のアウトカムとの関連性の仮説の形成を主な目的とする研究デザインを記述疫学研究といいます．また，仮説の証明を試みることを目的とする研究デザインを分析疫学研究といいます．ただし，「因果関係がある」という仮説を証明することは厳密には非常に困難です（第4章第(1)節参照）．それゆえ，分析疫学研究は因果関係を推論するための研究と位置付けられます．

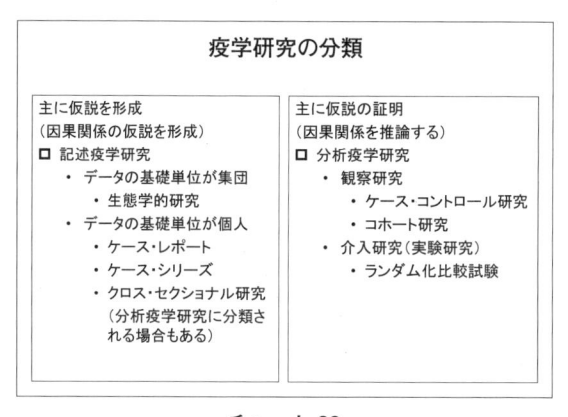

疫学研究の分類

主に仮説を形成 （因果関係の仮説を形成） □ 記述疫学研究 ・データの基礎単位が集団 ・生態学的研究 ・データの基礎単位が個人 ・ケース・レポート ・ケース・シリーズ ・クロス・セクショナル研究 （分析疫学研究に分類される場合もある）	主に仮説の証明 （因果関係を推論する） □ 分析疫学研究 ・観察研究 ・ケース・コントロール研究 ・コホート研究 ・介入研究（実験研究） ・ランダム化比較試験

チャート22

▶記述疫学研究とは

　記述疫学研究には仮説を形成するという意義，および，仮説を形成するための現状分析を行うという意義があります．例えば，ある集団においてある病的な症状が集中的に発生した場合，その症状の記述の他，その発生に関わる時間的な分布，地理的な分布，年齢，性別，職業等対象とする集団の人的要因の分布等を記述し，現状分析や仮説の形成を行います．記述疫学研究の主な研究デザインは，生態学的研究（地域相関研究；Ecological study），ケース・シリーズ，および，クロス・セクショナル研究（横断研究；Cross-sectional study）です．ただし，クロス・セクショナル研究は，分析疫学研究に分類される場合もあります．

　生態学的研究とは，集団として捉えたデータを用いた相関研究であり，例えば地域単位のデータを使用し，要因と疑われる事象の地域ごとの代表値の分布と，地域ごとの疾患発生（発生割合，発生率，有病割合等）の分布との相関を検討する研究方法です．より具体的には，47 都道府県別の自動車登録台数と 47 都道府県別の喘息有病割合のデータを用いて，それらの相関を検討するような研究デザインです．ケース・シリーズとは，患者の特徴を要約的に記述する研究デザインです．この研究デザインではコントロールとする集団との比較はなされません（第 1 章第(2)節参照）．

▶クロス・セクショナル研究とは

　クロス・セクショナル研究は，横断研究あるいは有病率調査ともいわれます（チャート 23）．クロス・セクショナル研究では，ある集団を対象として，ある一時点の要因と疑われる事象への曝露やその保有状況と，その状況別の有病者数等を調査します．つまり，要因への曝露があるグループとないグループで，標的とする疾患の有病割合等健康上のアウトカムとする指標をそれぞれ計算し，比較を行う研究です．要因として測定される項目と，健康上のア

クロス・セクショナル研究

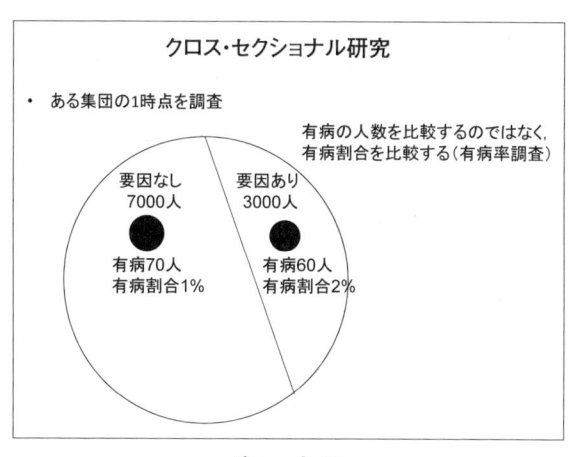

- ある集団の1時点を調査

有病の人数を比較するのではなく,
有病割合を比較する(有病率調査)

要因なし
7000人
有病70人
有病割合1%

要因あり
3000人
有病60人
有病割合2%

チャート 23

ウトカムとして測定される項目を同時に(一時点で)測定することから,一般に,原因が帰結に先行していること(原因と帰結の時間的前後関係)を示すことができません.それゆえ,クロス・セクショナル研究の結果は,特別な場合を除いては因果関係を推論するうえでの証拠としての水準は高いものではありません.

▶分析疫学研究とは

分析疫学研究は,要因と疑われる事象への曝露や保有状況と健康上のアウトカムとの関連性を分析的に検討する研究方法です.分析疫学研究は基本的に時間的前後関係を考慮した研究デザインであることから,因果関係を推論するための証拠としての水準が記述疫学研究よりも高い研究デザインであると言えます.ただし,分析疫学研究により因果関係を推論するためには,数値として算出された解析結果を評価する以前に,その研究の質を評価しておくことが重要です.研究の質の評価のポイントは,主として,研究が適切に計画されていることと,研究が適切に実施されていることです.つまり,分

析疫学研究により因果関係を推論するためには，良質な疫学研究であることが前提となります．

分析疫学研究の研究方法の基本的な設計の型（研究デザイン）としては，コホート研究とケース・コントロール研究があり，クロス・セクショナル研究も分析疫学研究に分類される場合があります（コホート内ケース・コントロール研究やケース・クロスオーバー研究等，その他派生的な研究デザインもあります）．以下に，代表的な分析疫学研究の研究デザインであるコホート研究とケース・コントロール研究について概説します．

なお，これらの分析疫学研究は，対象者に対して研究のための意図的な介入や要因の割り付けを行わず，集団や個人に対して研究者は何も手を下さずにありのままを観察する観察研究（Observational study）に分類されます（悪影響があることが解明されている要因を見過ごすことや，疾患発生時に治療をしないということではありません）．これらの分類の他，ランダム化比較試験（Randomized controlled trial）等，対象者に対して実験的に治療（治療方法を検討している段階のものも含む）等の介入を行う介入研究（Intervention study）があります．

▶コホート研究とは

コホート研究は追跡型の調査です（チャート24）．この研究方法は要因対照研究といわれることもあります．具体的には，調査結果を適用したいと考える調査対象者の源泉となる集団を設定し，そこから対象者集団を得たうえで，まず，対象者において要因と疑われる事象への曝露やその保有状況（有無あるいは濃淡）をベースライン（研究開始時点）で調査します．そして，一定期間その集団を追跡調査します．ここで，追跡調査の対象とする集団は標的とする疾患等に罹っていない集団（リスク集団）となります（第2章第(2)節参照）．追跡中に標的とする疾患に罹った人の割合，死亡した人の割合，あ

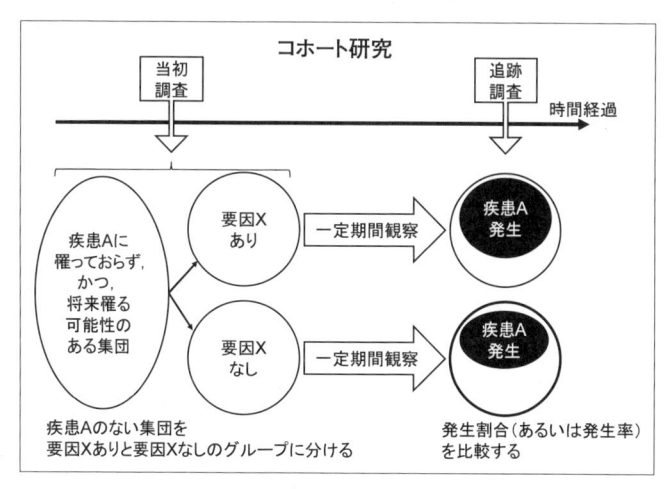

```
┌─────────────────────────────────────────────────────────┐
│                      コホート研究                        │
│         当初                        追跡                 │
│         調査                        調査                 │
│          ▽                          ▽      時間経過      │
│   ──────┼──────────────────────────┼────────→          │
│                                                          │
│   ╱‾‾‾‾╲  ╱‾‾‾╲                    ╱‾‾‾╲               │
│  │疾患Aに│ │要因X│──一定期間観察──→│疾患A│              │
│  │罹っておらず,│あり │                 │発生 │              │
│  │かつ, │  ╲___╱                    ╲___╱               │
│  │将来罹る│                                              │
│  │可能性の│ ╱‾‾‾╲                    ╱‾‾‾╲              │
│  │ある集団││要因X│──一定期間観察──→│疾患A│              │
│   ╲____╱ │なし │                   │発生 │              │
│           ╲___╱                     ╲___╱               │
│                                                          │
│   疾患Aのない集団を              発生割合(あるいは発生率)│
│   要因Xありと要因Xなしのグループに分ける  を比較する     │
└─────────────────────────────────────────────────────────┘
```

チャート24

るいは，疾患に罹るスピード（延べ観察時間あたりの発生数）等の健康上のアウトカム指標を測定します．それらの指標を要因への曝露やその保有状況により分けられたグループ間で比較することにより，要因と健康上のアウトカムとの因果関係を推論します．例えば，喘息を発症していない者を対象として，高濃度の大気汚染に曝露されているグループと，曝露されていないグループで，その後の喘息の発生状況を一定期間追跡調査し，その発生割合や発生率を比較するというような研究デザインです．

　コホート研究の長所は，一般に，原因（要因）と帰結（健康上のアウトカム）の時間的前後関係を示すことが可能であること，要因への曝露やその保有状況の測定に関わるバイアスが入りにくいこと，要因との関連性の評価を複数の健康上のアウトカムに対して行うことが可能なこと，要因への曝露やその保有があるグループとないグループの双方の発生割合や発生率を計算することが可能なこと（すなわち，リスク差を計算できること）等です（バイアスについては第(2)節参照）．一方，短所としては，稀に発生する疾患に対しては研究の実

施が相当困難であること，研究にかかる労力・費用が膨大であること等です．

▶ケース・コントロール研究とは

　ケース・コントロール研究は，疾患に罹った者（ケース）のグループと，健康な者（コントロール）のグループを研究対象として，ケースとコントロールそれぞれに対して過去の要因と疑われる事象への曝露やその保有状況を調査する方法です（チャート25）．ケース・コントロール研究のケースとコントロールは，基本的には同一の源泉となる集団から抽出されていることが前提となります．症例対照研究あるいは患者対照研究ともいわれます．例えば，白血病に罹患した小児と，罹患していない小児を対象に，過去の磁場曝露の状況を比較するというような研究デザインです．ケース・コントロール研究では，ケースのグループとコントロールのグループでの要因と疑われる事象への曝露やその保有状況を直接比較する形で要因と健康上のアウトカムとの関連性を評価するのではなく，リスク比の近似としてのオッズ比（Odds ratio）を計算し，要因と疑われる事象への曝露やその保有があることによる

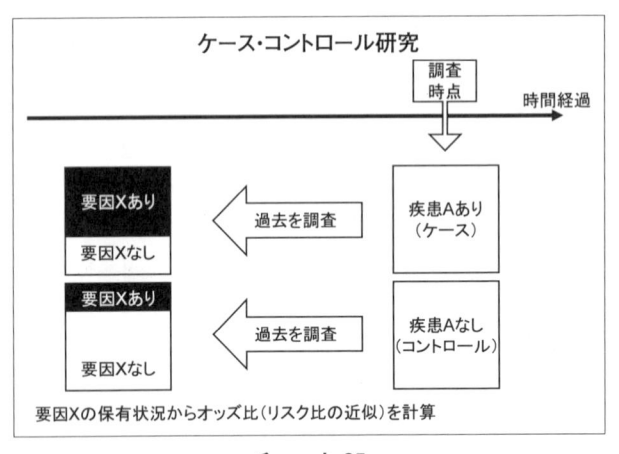

チャート 25

リスクの相対的な大きさを評価します（オッズ比については，次項参照）．

　ケース・コントロール研究の主な長所は，コホート研究と同様，原因（要因）と帰結（健康上のアウトカム）の時間的前後関係を示すことが可能であること，コホート研究に比較して少数の対象者により研究を行うことが可能であることから研究費用が比較的安価であること，長期間対象者を追跡する必要がないことからコホート研究に比較して研究成果を比較的短期間に得られること等です．一方，短所としては，稀な疾患ではないと推定するオッズ比はリスク比の近似とはならないこと，それ自身の情報だけでは要因への曝露やその保有の有無別の発生割合や発生率（リスク）およびそれらの差を求めることができないこと等です．さらに，コホート研究に比較して，慎重に研究を計画し実施しなければ様々なバイアスの影響を受けやすい研究デザインであることが挙げられます（第(2)節参照）．

▶リスク比の近似としてのオッズ比

　ここで，ケース・コントロール研究において推定されるオッズ比について概説します．ケース・コントロール研究は，理論的にはコホート研究の一部の対象者を抽出して行われる研究であると解釈されます．例えば，ある20万人の集団Pにおいて年間50人に疾患Aが発生するような場合において，疾患Aの要因としてXが関係しているか否かを検討する場合を考えてみます．**チャート26上段**は，集団Pの全員を対象としたコホート研究の結果を示したものです．そこには，20万人のうち10万人には要因Xへの曝露があり，10万人には要因Xへの曝露がなく，それぞれのグループの1年間の発生割合は0.04％と0.01％であったことが示されています．このコホート研究から，要因Xへの曝露がない場合に比較したときの要因Xへの曝露があることによるリスク（すなわち，リスク比）は4倍と計算されます．しかし，20万人を追跡して疾患の発生を記録すること，すなわち，コホート研究を実施

ケース・コントロール研究のオッズ比

コホート研究

	疾患A 罹患あり	疾患A 罹患なし	合計
要因Xあり	40	99960	100000
要因Xなし	10	99990	100000
合計	50	199950	200000

1年間の発生割合を計算すると
要因Xありの発生割合：40/100000
要因Xなしの発生割合：10/100000
リスク比：0.04%/0.01%=4

発生オッズを計算すると
要因Xありの発生オッズ：40/99960
要因Xなしの発生オッズ：10/99990
発生割合が小さければ，発生オッズは発生割合に近似可能であることが直感的に判る。

↓ コホート研究から全員抽出（100%の抽出率）　　↓ コホート研究から100人抽出（0.05%の抽出率）

ケース・コントロール研究

	疾患A 罹患あり（ケース）	疾患A 罹患なし（コントロール）
要因Xあり	40	50
要因Xなし	10	50
合計	50	100

曝露オッズから考えると（表を縦にみる），
疾患Aありの曝露オッズ：40/10
疾患Aなしの曝露オッズ：50/50
その比（オッズ比）：(40/10)/(50/50)=4

発生オッズから考えると（表を横にみる），
要因Xありの発生オッズ：40/50
要因Xなしの発生オッズ：10/50
その比（オッズ比）：(40/50)/(10/50)=4
曝露オッズからオッズ比を計算しても，発生オッズからオッズ比を計算しても同じになる

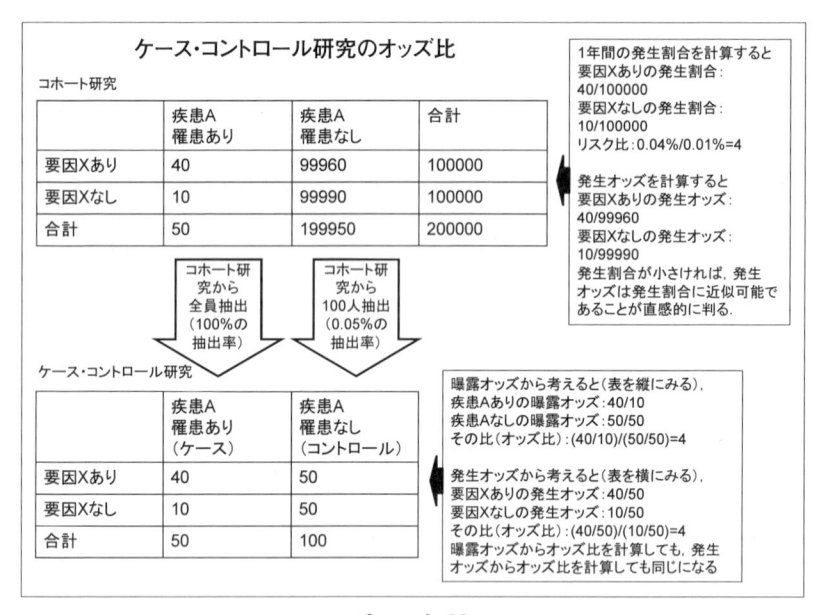

チャート26

することは，現実的には労力と費用の問題から困難な場合があります．

　そこで，ケース・コントロール研究を考えます．前述の通り，ケース・コントロール研究は，疾患Aに罹患した人と疾患Aに罹患していない人（罹患する可能性がある人）をある源泉となる集団から抽出して行う研究です．ここでは，源泉となる集団は20万人の集団Pということになります．**チャート26下段**は，1年間で新たに疾患Aに罹患した患者を地域の医療機関等で把握し（50人把握できたものとします），また，疾患Aではない者を一般住民からランダムに100人抽出し，それらの対象者について過去における要因Xへの曝露を調査した結果を示しています（この抽出人数は任意であり50人でも200人でも構いません）．この例を用いて，ケース・コントロール研究により計算されるオッズ比はコホート研究により計算されるリスク比の近似となることを示します．

その前に，まず，コホート研究における発生オッズを考えてみます．**チャート 26 上段**のように，コホート研究においては，

　　要因 X があるグループのリスク：40/100000
　　要因 X がないグループのリスク：10/100000
　　要因 X があるグループの発生オッズ：40/99960
　　要因 X がないグループの発生オッズ：10/99990

と計算されます．ここで，オッズの定義は，$p/(1-p)$（このとき p は割合であり，$0<p<1$ となる数値）です．すなわち，発生オッズの定義は「疾患が発生した人数 / 疾患が発生していなかった人数」，後述する曝露オッズの定義は「要因があった人数 / 要因がなかった人数」ということになります．直観的に，発生が稀である疾患であれば，要因 X への曝露があるグループでのリスク 40/100000 とその発生オッズ 40/99960 は近似的であると捉えることができるでしょう．また，要因 X への曝露がないグループでのリスク 10/100000 とその発生オッズ 10/99990 についても近似的であると捉えることができると思います．つまり，コホート研究においては，

　　リスク比 =（40/100000）/（10/100000）= 4.0
　　発生オッズ比 =（40/99960）/（10/99990）= 4.0

と計算されるように，疾患等イベントの発生が稀である場合には発生オッズ比はリスク比の近似となります．

　さて，ケース・コントロール研究は，疾患が発生したグループと疾患が発生していないグループを対象に要因への曝露や保有の分布を調査する方法なので，曝露オッズが求められ（前述の曝露オッズの定義参照），そこから曝露オッズ比が求められます．形式的に発生オッズ比も求められますが，調査方法を勘案すると発生オッズには何の意味もありません．しかし，曝露オッズ

比と発生オッズ比は結果的に同値になります(チャート26下段).すなわち,

曝露オッズ比 = $(40/10)/(50/50) = (40 \cdot 50)/(10 \cdot 50) = 4.0$

発生オッズ比 = $(40/50)/(10/50) = (40 \cdot 50)/(10 \cdot 50) = 4.0$

と計算されます.それゆえ,これらの指標は包括的にオッズ比と表現されます.

このように算出されるケース・コントロール研究のオッズ比は,ケース・コントロール研究の対象者がコホート研究の対象者(これをケース・コントロール研究の源泉となる集団とする)からランダムに抽出されていれば,コホート研究を行った場合の発生オッズ比と理論上は同値となります.それゆえ,ケース・コントロール研究から得られたオッズ比はコホート研究を行った場合のリスク比の近似となります.具体的には,疾患Aの発生が稀な場合であるという前提のもとに,疾患Aに罹患した人を100%抽出し,疾患Aではない人を0.05%の割合で抽出し,合計で150人を調査したケース・コントロール研究から導かれるオッズ比(4.0)は,20万人を調査したコホート研究から得られるリスク比(4.0)の近似となります(チャート26).このように,ケース・コントロール研究は調査対象者数が少数であるにも関わらずコホート研究の結果に対して近似的な結果を導くことが可能であるために,効率の良い研究デザインであるといえます.ただし,後述の通り(第(2)節参照),対象者の抽出には細心の注意が必要です.

▶メタ・アナリシスとは

疫学研究の方法の一つにメタ・アナリシス(Meta-analysis)があります.この研究方法は,医学・疫学専門誌等に公表された研究目的や研究デザインが同様である複数の疫学研究により示された結果(リスク比等関連性を示す指標)を統合的に解析する方法です.メタ・アナリシスには,解明の目的とす

る関連性に関わる既存研究の結果を全体として一つの指標で示すことが可能であるという長所があります．それゆえ，因果関係の方向性を総合的に推論するうえで有力な情報となります．

しかし，メタ・アナリシスを用いたとしても，その結論がバイアスに影響されている可能性は残ります．医学・疫学専門誌等に公表された疫学研究論文には，「関連性がある」と結論された論文が多いからです．このことは，科学者の心情として，「仮説を作り研究を行ってはみたものの，仮説を支持するような結果が得られなかったので論文化しなかった」ということがあろうことからも推察できます．また，メタ・アナリシスには統合するべき研究を吟味する（質のレベルを揃える）という事前調査は行われるものの質的な違い（研究の意味や研究対象者の特質等）がある一つ一つの研究を機械的に統合してしまうということについての妥当性の問題があります．

(2) 研究結果の偏り（バイアス）

分析疫学研究の基本的な考え方はコホート研究にあります．その考え方は非常にシンプルです．目的とする疾患を有さない集団を対象に，検討したい要因への曝露やその保有があるグループとないグループに分け，それらの各グループにおいて，その後一定期間における目的とする疾患の発生状況を比較するというものです．しかし，研究上注意しなければならない事項がいくつかあり，それらを理解できなければ疫学研究の結果を誤って解釈してしまう可能性があります．理解しなければならない概念の一つにバイアスがあります．

バイアスとは，研究結果に影響を及ぼす真実からの系統的な偏りのことで，真実の分布からの乖離，あるいは，真実の関連性からの乖離を意味します．例えば，喫煙と肺がんの関連性を検討するために，ある集団を調査した

ところ，喫煙者のグループは平均年齢70歳であり1年間の発生割合が0.8％，非喫煙者のグループは平均年齢30歳であり1年間の発生割合が0.04％であったとします．このとき単純に各グループでの発生割合の比を計算することにより喫煙による肺がん発生のリスク比を計算すると20倍となります．しかし，この研究の結果にみられた各グループでの肺がんの発生割合の差は，喫煙によるものなのか，平均年齢の差異が影響したものなのかの判別ができません．つまり，このような研究から得られた喫煙と肺がんの発生との関連性は平均年齢の違いというバイアスに影響されているということになります．

疫学研究者はバイアスを招くような要素をできる限り排除するように研究を計画します．しかし，研究の計画段階あるいは実施段階において，様々な状況や制約によりバイアスが入り込む可能性があります．疫学研究から得られたリスク情報を因果関係の証拠として用いる前には，その研究におけるバイアスを可能な限り正しく評価しておくことが必要です．疫学研究におけるバイアスには多くの種類があり，それらはおおむね，情報バイアス(Information bias)，選択バイアス(Selection bias)，および，交絡バイアス(Confounding bias)に大別されます．

▶情報バイアスとは

情報バイアスとは，簡潔にいうと，データの測定に起因する真実からの偏りです．例えば，喫煙歴と動脈硬化症の関連性を検討するために，ある時点において動脈硬化症のない者を研究対象者として，彼らの喫煙歴を調査し，喫煙歴があるグループとないグループに分け，その後の動脈硬化症の発生を毎年の定期健診により把握するというコホート研究を実施した場合を考えてみます．この調査において，動脈硬化症の発生を健診により測定(把握)するときに，健診を行う医師が個々の対象者の喫煙歴を知っていたとします．そして，健診を行う医師は，喫煙歴がある対象者に対しては喫煙歴があると

情報バイアス(面接者バイアス)の例

受動喫煙と心筋梗塞との関連性を調査するためにケース・コントロール研究を行った。ケース、コントロールとも過去の受動喫煙への曝露を調査員による聞き取り調査により調査した。

	心筋梗塞 (ケース)	心筋梗塞なし (コントロール)
受動喫煙あり	600	300
受動喫煙なし	400	700
合計	1000	1000

⇒ 調査では、オッズ比を過大評価

神のみ知る真実のデータ

	心筋梗塞 (ケース)	心筋梗塞なし (コントロール)
受動喫煙あり	500	300
受動喫煙なし	500	700
合計	1000	1000

⇒ 調査員は先入観から、ケースに対しては受動喫煙への曝露があったことを誘導するような聞き方をしてしまう可能性がある。

チャート27

いう情報に影響されて詳細に検査を行い、喫煙歴がない対象者では見逃してしまうような小さな病変をも発見するような状況になっていたとします。このような場合に情報バイアスが生じます。つまり、この例では、喫煙歴の有無により動脈硬化症を評価する方法が異なり、喫煙歴がないグループにおいては真実よりも過小に動脈硬化症の発生が評価されてしまうという状況になり、喫煙による動脈硬化症のリスク比が過大に評価されてしまうような結果が導かれてしまいます(診断容疑バイアス;Diagnostic suspicion bias)。

また、心筋梗塞の患者とそうではない者を対象に受動喫煙への曝露の有無を調査するケース・コントロール研究を考えてみます(**チャート27**)。そのケース・コントロール研究では、受動喫煙への曝露の有無を調査員による聞き取り(インタビュー)調査による方法を採用したとします。そして、調査員に対してインタビュー方法の事前の訓練がなされずに、また、調査員には対象者がケースであるかコントロールであるかを知らせない盲検化がなされずに調査が行われたとします。このような場合、ケースに対してだけに受動喫

煙への曝露があったことを誘導するような（あるいは，その逆のような）系統的な偏りがある聞き取りがなされてしまう可能性があります．そのような状況においては，受動喫煙による心筋梗塞のリスク比の近似としてのオッズ比は過大に（あるいは過小に）評価されてしまう可能性があります（面接者バイアス；Interviewer bias）．

また，ケースとコントロールで要因と疑われる過去の事象の思い出し方のレベル（意識）の違いも情報バイアスとなります（思い出しバイアス；Recall bias）．例えば，食事内容と心筋梗塞の関連性を検討するケース・コントロール研究において，食事内容を対象者の記憶により定量化するような場合には，ケースは自分の疾患の原因を探ろうとする心理等から詳細に食事内容を思い出そうと努力するのに対し，コントロールは大雑把にしか思い出さないというようなことが起こり得ます．情報バイアスとは，このような情報の測定の不正確さに起因するバイアスです．

なお，環境・公害問題に関わる疫学研究では，既に発生してしまった健康影響に対して過去の環境汚染への曝露量を調査するような研究が必要とされる場合があります．そのような研究においては，過去の環境汚染への曝露量を正確に測定することが困難な場合があります．このような測定上の不確かさも情報バイアスの一種です．

▶選択バイアスとは

選択バイアスは，調査対象とする集団に関わる偏りです．例えば，居宅から送電線までの距離（磁場への曝露の代替指標として）と白血病との関連性を検討したケース・コントロール研究を考えてみます（チャート28）．ケースとして調査されたグループでは，源泉とする集団からの抽出過程において，調査を依頼された全ての患者から調査への参加同意が得られたのに対し（参加割合100％），コントロールとして調査されたグループでは参加割合が50％

選択バイアスの例

ある地域で，送電線と白血病との関連性を調査するために，ケース・コントロール研究を行った．ケースの参加割合は100%であったが，コントロールは調査を呼び掛けた者のうち，50%の参加であった．

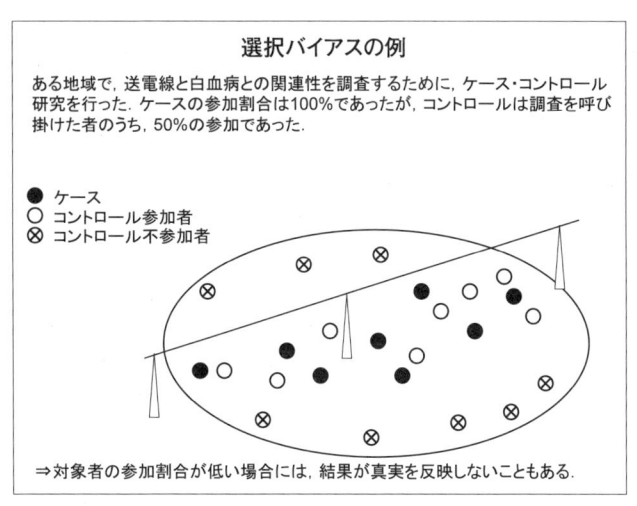

● ケース
○ コントロール参加者
⊗ コントロール不参加者

⇒対象者の参加割合が低い場合には，結果が真実を反映しないこともある．

チャート28

であったとします．そして，コントロールのグループでは，送電線近隣の居住者は積極的に参加し，送電線から遠い居住者は調査への参加には消極的であったとします．このとき，コントロールのグループでは居宅から送電線までの距離が短い者の割合は源泉集団でのそれと比較して多くなります．それゆえ，居宅から送電線までの距離と白血病との関連性を歪めてしまうことになります．このように，選択バイアスとは，調査対象とする集団を源泉とする集団から抽出（選択）する過程等に起因する偏りです．

ただし，実際に得られたデータから参加割合に関わる選択バイアスを検証するためには，研究への非同意者から要因の有無に関わる個人情報を得る必要があることから，一般にそのような検証は不可能であり，選択バイアスが要因とアウトカムとの関連性に与える影響を検証することは困難です．

▶交絡バイアスとは

交絡（Confounding）とは，ある要因への曝露と健康上のアウトカムとの関

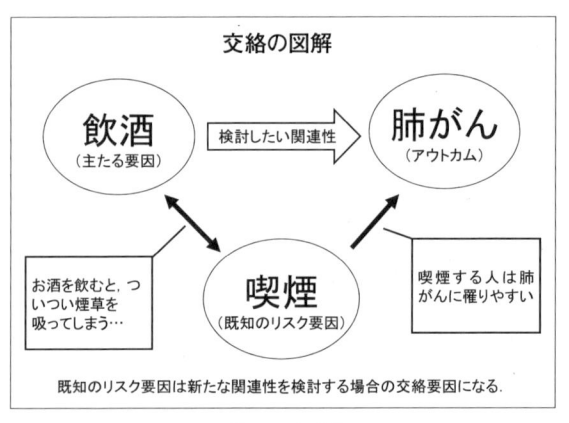

```
┌─────────────────────────────────────────┐
│              交絡の図解                    │
│                                         │
│   ┌──────┐   検討したい関連性    ┌──────┐ │
│   │ 飲酒  │ ═══════════════>  │肺がん │ │
│   │(主たる │                    │(アウト │ │
│   │ 要因) │                    │ カム) │ │
│   └──────┘                    └──────┘ │
│        ↖                      ↗        │
│          ↘                  ↗          │
│  ┌──────┐   ┌──────┐   ┌──────────┐    │
│  │お酒を飲│   │ 喫煙  │   │喫煙する人は│   │
│  │むと,つい│  │(既知の │  │肺がんに罹り│   │
│  │つい煙草を│ │リスク要│  │やすい    │   │
│  │吸ってしま│ │因)    │  └──────────┘   │
│  │う…    │  └──────┘                   │
│  └──────┘                              │
│                                         │
│   既知のリスク要因は新たな関連性を検討する      │
│   場合の交絡要因になる.                    │
└─────────────────────────────────────────┘
```

チャート 29

連性を調べるうえで，その要因への曝露と健康上のアウトカムに共通して関連する別の要因により，その関連性が真実から歪められることです．交絡となるような要因，すなわち，交絡要因（Confounding factor）は，健康上のアウトカムに因果的に影響している要因であり，かつ，比較する集団間で分布が異なっているような要因であることが必要条件です．例えば，飲酒と肺がんとの関連性を検討する場合を考えてみます（チャート 29）．喫煙という要因は，肺がんに因果的に関連していることがわかっています．そして，喫煙と飲酒の相関は高い傾向にあったとします．このとき，飲酒と肺がんの関連を，喫煙を考慮せずに検討した場合には，真実から偏った結果を導いてしまうことになります．この状況の具体的数値を**チャート 30** に例示しました．そこには喫煙の有無を考慮した場合には，飲酒と肺がんとの関連性は認められないことが示されています．つまり，喫煙ありの層（群）における飲酒の有無別の各グループにおける肺がんの発生割合（0.50 vs. 0.50）から計算されるリスク比（発生割合の比）と，喫煙なしの層（群）における飲酒の有無別の各グループにおける肺がんの発生割合（0.05 vs. 0.05）から計算されるリスク比は，それぞれ 1 となっています（**チャート 30 下段**）．しかし，喫煙の有無

交絡の例：
「喫煙」が「飲酒」と「肺がん」の関連性において
交絡している場合とは

飲酒と肺がんの関連性をみたところ，飲酒するグループは，飲酒しないグループよりも肺がんの発生割合が3.9倍高くなっていた．

飲酒	肺がん	非肺がん	合計	発生割合
飲む	31	49	80	0.39
飲まない	9	81	90	0.10

喫煙あり群（層）と喫煙なし群（層）に分けそれぞれ飲酒と肺がんの関連性の検討してみたところ，喫煙あり群，喫煙なし群のそれぞれの層では，飲酒の有無による肺がんの発生割合に差はなかった．

	飲酒	肺がん	非肺がん	合計	発生割合
喫煙あり群	飲む	30	30	60	0.50
	飲まない	5	5	10	0.50
喫煙なし群	飲む	1	19	20	0.05
	飲まない	4	76	80	0.05

チャート 30

を考慮しないと，飲酒による肺がんのリスク比は4倍程度（0.39 vs. 0.10）と計算されてしまいます（チャート30上段）．このような場合，飲酒と肺がんの関連において喫煙が交絡（要因）となっていると判断されます（本節冒頭の例も同様に，喫煙と肺がんとの関連性を検討する場合に年齢が交絡（要因）となっている可能性があります）．

情報バイアスや選択バイアスは，それらが研究に含まれてしまうと排除することが難しいバイアスですが，交絡バイアスについては，研究を計画する際の工夫や解析方法によりある程度その影響を取り除くことが可能です（詳細は疫学の専門書を参照してください）．しかし，疫学研究においては，ある要因とある健康上のアウトカムとの関連性を検討するうえで，解明されていない未知の交絡要因が存在する可能性は常に残ります．疫学研究を計画する場合には，少なくとも医学的・生物学的な知見を事前に十分に調査し，交絡要因となる可能性のある要因を調べておく必要があります．

(3) 統計解析の原理を理解する

疫学研究(医学研究)と統計とは密接に関連しています．疫学研究では，個々の対象者のデータから集団としての特徴を示すための手段として統計的手法が必ず用いられます．疫学研究から得られたリスク情報の受け手として，統計解析の原理を理解することは，因果関係を合理的に判断するうえで有用です．また，疫学研究の不確実性を理解することは，公表されたリスク情報としての数値を無批判に捉えて〈リスク〉を判断してしまうようなことを避けるためにも有用です．

▶統計解析が意味をなす前提

疫学研究により因果関係の推論を行う場合には，その疫学研究は「バイアスに影響されないように綿密に計画されている」ということが重要なポイントです．言い換えると，バイアスを制御するための工夫等によりグループ間の比較の妥当性や追跡の妥当性（コホート研究等の追跡調査の場合）等が十分に担保できる研究計画であることが重要です．そして，このことが統計解析を行う前提となります．逆に，不十分な研究計画により実施された研究に対しては，統計解析を行う意味がありません．むしろ，そのような研究の解析結果を数値として公表することは，科学的な妥当性を欠く結果を公表することであり，社会においてその数値を一人歩きさせてしまうことによる害悪を生じさせてしまう可能性があります（第5章第(1)節参照）．

▶疫学研究における代表的な解析方法

研究デザインにもよりますが，分析疫学研究の統計解析では一般に，単変量解析（Crude analysis）と多変量解析（Multivariate analysis）が行われます．単変量解析とは，一つの要因変数と一つのアウトカム変数だけを用いた解析で

要因変数をカテゴリ変数としたときの アウトカム変数の型による解析方法の例		
	アウトカム変数の型	
	2値変数 (イベントの発生等の有無)	連続変数 (血圧などの測定値)
要因グループ別にアウトカム変数の分布を記述	頻度集計	平均値, 中央値, 最大値, 最小値, 標準偏差など
要因グループ間のアウトカム変数の比較 (単変量解析)	割合の差を検定 χ^2検定	平均値の差を検定 t検定(2群比較) F検定(3群以上の比較)
要因グループ間のアウトカム変数の比較 (多変量解析)	ロジスティック回帰分析	共分散分析など線形回帰分析

チャート31

す．要因変数とは環境汚染等の要因への曝露やその保有状況を示す変数です．アウトカム変数とは健康影響としてのアウトカム指標を示す変数です．そして，変数の型（要因変数の型とアウトカム変数の型）によりおおむね解析方法は類型化されます．

　変数の型は連続変数とカテゴリ変数に大別されます．連続変数とは，年齢，血圧，身長等，連続的な値をとる変数です．カテゴリ変数とは，「喫煙あり・なし」，「疾患あり・なし」，性別等の2値変数や「グループA・グループB・グループC」等のグループを示す変数です．「高血圧群・高血圧予備群・血圧正常群」のように，連続変数として測定されたデータをグループ化して，カテゴリ変数に変換する場合もあります．

　疫学研究の調査により対象者から得られた様々な情報（調査項目）は，その性質により上述のような変数の型を有します．それらの情報を解析用に整理したものがデータセットです．そのデータセットおいて要因変数をカテゴリ変数としたときの解析方法の例を**チャート31**に示します．例えば，要因

変数が喫煙ありのグループと喫煙なしのグループを示すような2値変数であり，アウトカム変数が血圧のような連続変数である場合なら，各要因グループ別のアウトカム変数の平均値や中央値等により分布を記述し，t検定等を行いグループ間の差異に関わる統計的な判断材料を得ます（検定の考え方については後述）．要因変数がカテゴリ変数であり，アウトカム変数が疾患の発生の有無を示すような2値変数である場合なら，各要因グループ別に発生数の分布を記述し，χ^2検定等によりグループ間の差異に関わる統計的な判断材料を得ます．また，要因変数が連続変数で，アウトカム変数が連続変数であれば，散布図により分布を記述し，相関係数を求める等の解析を行います．ただし，ここで示した解析方法にはそれぞれ前提条件があり，全ての場合においてそれらの解析方法を適用して良いということではありません．研究デザインやデータの特質（分布等）を確認したうえで適切な解析方法を用いることが必要です．

多変量解析においても，要因変数の型とアウトカム変数の型により解析方法はおおむね類型化されます．アウトカム変数が連続変数であり，要因変数（主たる要因変数および交絡変数）が複数ある場合には共分散分析（重回帰分析）等を用います．アウトカム変数がカテゴリ変数（基本的に発生を示す2値変数）であり，要因変数（主たる要因変数および交絡変数）が複数ある場合にはロジスティック回帰分析を用います．また，アウトカム変数として生存時間（イベントの発生とイベント発生までの時間）を示すような変数を用いる場合にはCox回帰分析を用います．ただし，これらの回帰分析を用いるためには様々な前提条件に合致する必要があります．また，この他にも様々な研究デザインに対応した多くの解析方法があります．

▶検定とは（p値とは）

検定（Test）は確率的なばらつきがある調査データに対して，上述のよう

な統計解析を行った結果から真値を推測するための一つの判断材料として用いられます．ここで，あるサイコロが正確に製造されたものか否かの検査を行う場合を例に，検定の結果として示される p 値について概説します．

正確に製造されたサイコロを複数回振ったときには，偶数の目も奇数の目も同じ 50％の確率で現れることが予想されます．しかし，例えば 10 回サイコロを振ったときには必ず偶数が 5 回出るというものではなく，6 回出ることや 4 回出ることもあり，「10 回サイコロを振る」という一連の試行を何度も繰り返せば，その結果は確率的なばらつきをもって現れることを私たちは経験的に知っています．

さて，正確に製造されたサイコロにはそのような性質があるという前提で，あるサイコロを 10 回振ったところ，結果として 9 回偶数（90％）が出たとします．このとき，サイコロは不良品なのでしょうか．

このような場合において，そのサイコロが正確に製造されたものか否かを評価するために検定が用いられます．検定の基本的な考え方は極めてシンプルです．まず，「正確に製造されたサイコロ」を 10 回振ったときの偶数と奇数の全ての出方が何通りあるかを調べます（計算します）．次に，そのなかで，偶数が出る回数が 10 回中 0 回から 10 回中 10 回まで，それぞれ何通りあるのかを調べ，それぞれの出方となる確率を求めます（生起確率の分布）．そして，その確率の分布を用いて，現実に（1 度の一連の試行で）偶数が出た回数が生起する確率と，それよりも極端な回数が出る場合の生起確率の合計を求めます（例えば，現実となった事象が 10 回中 7 回偶数が出たという事象であれば，7 回，8 回，9 回および 10 回となる事象の合計の生起確率）．その確率が小さければ（稀に起こる事象であれば），「正確に製造されたサイコロ」であるという前提（仮説）が誤っていると判断します．つまり，「正確に製造されたサイコロ」を使った場合の生起確率の分布（前提）を基準としたときに，現実となった事象かそれよりも極端な事象の生起確率が稀であれば，「前提とした生起

正確なサイコロを10回振ったときに
9回以上偶数＝11通り(1%)

偶偶偶偶　偶偶偶偶
偶偶偶偶偶　偶偶偶偶奇
偶偶偶偶偶　偶偶偶奇偶
偶偶偶偶偶　偶偶奇偶偶
偶偶偶奇偶偶
‥‥10通り

偶数が出る回数

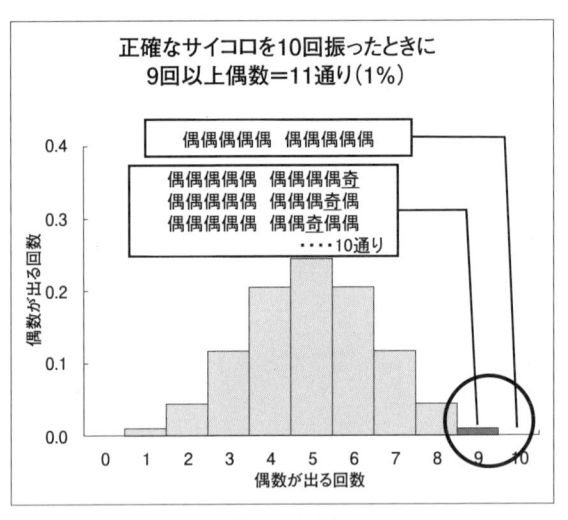

チャート32

確率の分布を基準とすることは誤っており，そのサイコロは不良品と判断した方が合理的である」と判断します．これが，検定の考え方です．

　このことを具体的な数値をもって示します（チャート32）．まず，10回のサイコロを振ったときの偶数と奇数の出方は，第1回目の試行から第10回目までの試行まで順に「偶」（＝偶数）および「奇」（＝奇数）で示しますと，

　　　偶偶偶偶偶偶偶偶偶奇
　　　偶偶奇偶偶奇偶偶偶
　　　奇偶偶偶奇偶奇偶偶偶
　　　偶奇奇奇偶偶偶奇偶

等，全部で1024（＝2^{10}）通りあります．このうち，偶数が9回以上となる場合は，

　　　偶偶偶偶偶偶偶偶偶偶

偶偶偶偶偶偶偶偶偶奇
偶偶偶偶偶偶偶偶奇偶
偶偶偶偶偶偶偶奇偶偶

等，全部で11 ($=_{10}C_{10}+_{10}C_{9}$) 通りあります．これらにより，正確なサイコロである場合において10回中9回以上偶数となる確率は約1%（= 11/1024）と計算されます．実際，正確なサイコロであっても，そのような事象（9回以上偶数）となる場合はあり得ます．しかし，そのような場合は正確なサイコロであったならばわずか1%しか発生しません．それゆえ，稀な事象となった場合には正確なサイコロであると判断するよりも不良品と判断したほうが合理的であると考えます．

統計の検定において示されるp値は帰無仮説（差を検出したいときには否定されることが期待される仮説）を前提とした場合の生起確率です．一般に，p値が5%未満（$p<0.05$）と計算された場合には前提となる帰無仮説を否定した方が合理的と判断されます．検定はこのような確率的な判断に基づいています．

上述の例は，基準値（50% = 5/10）と，ある一つのグループとしてのばらつきを有する一連の試行（10回の試行）の結果（90% = 9/10）との比較を行った場合のp値の考え方を示したものです．これが2つのグループの差に関する検定となってもp値について考え方は同様です．「2つのグループに（平均値あるいは割合等の）差がないという仮説を前提とした場合に，データとして得られた事象以上に極端な事象の生起確率（p値）が5%未満であった場合には，差がないという仮説を支持するよりも差があるとしたほうが合理的であろう」という判断をすることになります．

なお，p値の有意水準としての5%（$p<0.05$）という数値には特に根拠があ

るわけではなく慣例的なものです．例えば，「p＝0.03 で関連性は有意である」と判断しても，3％の確率で判断を誤っていることがあり得ます．すなわち，3％の確率で，真実としては関連性がないのに関連性があると判断している可能性があります．疫学研究を評価・解釈する際には，疫学研究の解析結果にはこのような判断に関わる確率的な要素が含まれることを理解しておく必要があります．

▶2つの検定の考え方

　疫学研究のデータを解析する場合に，まず考えておく必要があることは，どのようにデータが集められたか（どのように対象者が選ばれたか）ということです．それにより検定の方法が異なります．つまり，対象者の選定方法により二つの考え方に大別されます．一つはデザインベースド（Design-based）な検定であり，一つはモデルベースド（Model-based）な検定です．研究結果を適用したい集団（母集団）があり，そのミニチュア集団（標本集団）として研究対象者を抽出した場合（ランダムに対象者を抽出した場合）にはモデルベースドな検定を用い，そのような対象者の選定方法を用いず，ある集団をランダムにグループに分けて実験的な研究を行う場合にはデザインベースドな検定を用いるということが基本的な考え方です．しかし現実的には，デザインベースドな検定とモデルベースドな検定はおおむね結果が一致することから，計算上扱いやすいモデルベースドな検定が多用されています．

▶モデルベースドな検定の考え方

　例えば，喫煙と健康度との関連性について検討するために，ある地域に居住する全成人から喫煙者10人と非喫煙者10人をランダムに選び，健康度テスト（0–100点）を実施したとします．そして，その結果，喫煙者10人のグループの平均得点は63点，非喫煙者10人のグループの平均得点は71点で

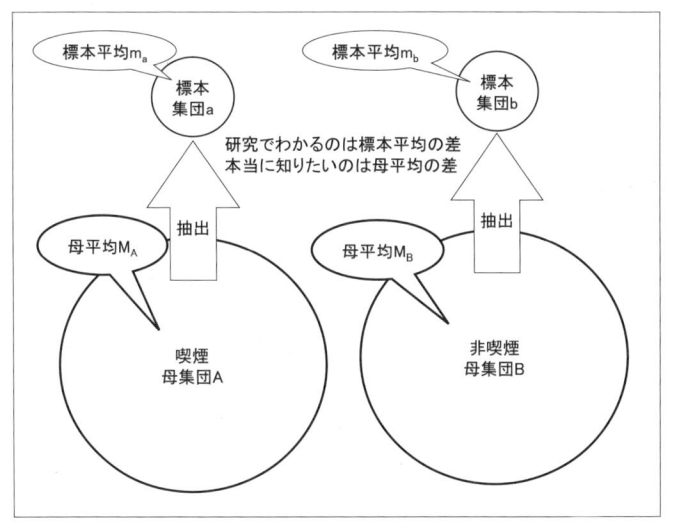

3 疫学研究の要点を理解するために

チャート33

（図：喫煙母集団Aから標本集団a（標本平均m_a）を抽出、非喫煙母集団Bから標本集団b（標本平均m_b）を抽出。母平均M_A、M_B。研究でわかるのは標本平均の差、本当に知りたいのは母平均の差）

あったとします．この調査ではグループ間に8点の差がみられましたが，この差は地域全体の差（母集団における平均得点の差＝真の差）を反映したものなのでしょうか（つまり，**チャート33**における標本集団aと標本集団bそれぞれの標本平均m_aとm_bの差は8点であったが，それは，母集団Aと母集団Bそれぞれの平均M_AとM_Bの差を反映したものなのでしょうか）．

　一般に，調査により得られるデータは，研究の結果を適用したい源泉となる集団（母集団）から抽出された一部の対象者集団（標本集団）であるという考え方に基づいています．それゆえ，母集団からの対象者の選び方によってグループの平均値等の結果は異なることが予想されます．このようなとき，何度も母集団から一定の手順でランダムに対象者を抽出して同様の調査を行えば，それらの結果は真値（母集団の平均値）を中心にばらつくことが予想されます．モデルベースドな検定は，母集団の一部である標本集団のみの情報を用いて，その抽出によるばらつきを考慮して，母集団における差の有無を

判定する方法です．つまり，この例で真に知りたいことはある地域全体の住民における喫煙のグループ（母集団A）と非喫煙のグループ（母集団B）による健康度テストの得点の差です．それに対して実際の研究では，その中の一部の住民（喫煙者と非喫煙者それぞれ10人の標本集団aとb）をランダムに抽出して調査を行い，得られた標本集団のデータを用いて地域全体（全喫煙成人と全非喫煙成人である母集団AとB）における喫煙と健康度テストの得点との関連性を，検定を用いて判定します．このように，モデルベースドな検定は，母集団の一部として得られた標本集団において見られるグループ間の差は，その母集団においても言及可能な差として良いのか，ということの判定基準を確率として示す方法です．

さて，前述のサイコロの例では生起確率の分布を生起する場合の数を数えることにより求めることが可能でしたが，この健康度テストのグループ間差の例ではそれぞれの事態が生起する場合を数えることは容易ではありません．そこで，確率分布のモデル（正規分布，t分布等）を用いることにより生起確率を求めることが常套手段となっています．その手順は，まず，「ある地域の全成人を母集団として喫煙という要因があるグループとないグループに分けたときに，それらのグループ間で健康度テストの平均得点（およびその分布）には差がない」という仮説（帰無仮説）を作ります（第4章第(1)節参照）．この帰無仮説のもとで，母集団から抽出された標本集団において計算されたグループ間の差以上に極端な差となる事象は，どのくらいの確率で発生する事象なのかを計算します（この確率がp値）．その確率を求めるために確率変数を計算します．確率変数は，確率分布を介して，それに対応する確率を得られる変数であり（つまり，確率変数と確率との対応を示したものが確率分布），モデルベースドな検定においては，研究において観察された差，例数，および，ばらつきを示す指標（分散）を用いて計算されます．モデルベースドな検定におけるp値は，前述のように計算された確率変数を既存の確率

分布のモデル（正規分布，t 分布等）を用いて，その確率変数に対応する確率を求めることにより導かれます．その確率（p 値）が5%より小さければ，母集団においては差がないという帰無仮説を棄却して，差があるとした方が合理的であると判断します．

なお，現実的には疫学（および医学）研究において対象者が源泉となる集団（母集団）からランダムに抽出がされたことを証明することは困難であり，モデルベースドな検定の前提を満たしているか否かは保証されていません．さらに，例えば，日本のある地域の全住民を対象とした地域コホート研究から得られた知見を日本人全体に適用したいと考える場合等がありますが，そのような調査を母集団（日本人全体）からのランダム抽出と考えることには無理があります．それゆえ，得られたデータに対してモデルベースドな検定を行った場合には，その研究対象者の特質を十分に調べ，その結果がどのような集団に対して適用可能であるのかを逆に類推することになります．

▶デザインベースドな検定の考え方

モデルベースドな検定は，理論的には調査対象者はある源泉となる集団（母集団）からランダムに抽出されたことを前提とする検定方法でした．

一方，デザインベースドな検定は，対象者集団をランダムにグループ分けをしたこと（ランダム割り付け）を前提とする検定方法です．つまり，ある集団に対してランダムに2つの要因グループに割り付けたときに想定される全ての分け方について，その2つのグループ間の差の分布を計算したうえで，現実として観測された2つのグループ間の差以上に極端な事象となるような分け方は，その分布のなかでどのくらいの確率で起こる事象であるかを検討するものです（**チャート 34**）．

例えば，小学生8人に理科のテストを行い，その順位をつけたとします．そして，女子4人の合計順位は25であり，男子4人の合計順位は11であっ

2つの検定方法の原理の比較

モデルベースな検定
- 帰無仮説: 母平均は同じはず

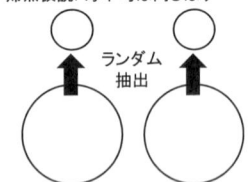

ランダム抽出

- 母平均が同じ場合に，観察された差及びそれ以上極端な差が発生する確率がp値
- p値が小さければ母平均は同じではないと判断
- 2つのグループを特徴づけるものが原因

デザインベースな検定
- 帰無仮説: ランダムに分かれている(同等であるはず)

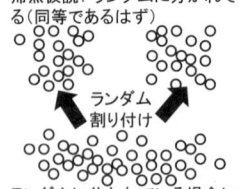

ランダム割り付け

- ランダムに分かれている場合に，観察された分かれ方及びそれ以上極端な分かれ方が発生する確率がp値
- p値が小さければランダムに分かれていない(同等ではない)と判断
- 2つのグループを特徴づけるものが原因

チャート34

たとします．ここで，1位から8位までの順位がついているこの8人を，性別に関係なくAとBという4人づつの2つのグループにランダムに分けようとすると，その組み合わせは70通りあります．そのうちAグループの順位の合計が25以上となる分け方は2通り (8位, 7位, 6位, 5位の組み合わせおよび8位, 7位, 6位, 4位の組み合わせ) あります (2.9% = 2/70)．これは，AとBという2つのグループの分け方に差がないという仮説を前提としたときに2.9%しか起こらない事象です．それゆえ，Aグループの順位の合計が25以上となった事象が生じた理由としては，AとBをランダムにグループ分けした結果として偶然出現したと考えるよりも，AとBの分け方に差があったと結論した方が合理的であると考えます．つまり，現実としてAとBに分けた要因 (性別) によりAとBの順位の合計は差が生じたと結論した方が合理的であると判定します．デザインベースな検定方法は，このように，ランダムにグループ分けをしたことを前提とした場合のそれぞれの生起確率をもとに検定する方法です．

> **疫学研究の結果の確率的な要素（1）**
> - 母集団から抽出された対象者においてみられたリスク比などの指標は，母集団における真値（真のリスク比）と同じとは限らない
>   - 母集団から別の対象者を抽出して研究した場合には，先の研究とは異なるリスク比を示す可能性がある
>   - その指標は真値を中心として確率的にバラついている
> - ある1つの研究における関連性を示す指標は，確率的にバラつきのある中での1つの標本としての結果

チャート35

▶疫学研究の結果の確率的要素

疫学研究では，上述のような統計的な方法により確率的に関連性の有無を評価しています．特に，観察研究は要因をランダムに割り付ける（ランダムにグループ分けをする）ような方法はとられず，モデルベースドな検定の考え方に近い形で研究が実施されます．従って，ある研究対象集団（標本集団）を解析して得られた結果は，その研究対象集団の源泉となる集団（母集団）における状態（真値）を推定した結果ということになります（チャート35）．それゆえ，研究デザインにおける対象者の抽出方法が研究の質を評価するうえで重要な要素となります．

また，検定では対象者数が多ければ多いほど小さな差を有意に検出する性質があります．それゆえ，検定により統計的に有意な差と判定された場合においても，それが臨床的意義がある差であるという評価がなされない場合もあります．

▶信頼区間とは

信頼区間（Confidence interval）は真値（モデルベースドな検定を前提とした研究であれば，母集団における平均値や発生割合）がどのあたりにありそうかを

示した区間です．一般に，95％信頼区間が用いられますが，99％信頼区間や90％信頼区間の計算も可能です．また，平均値，平均値の差，発生割合，リスク差，リスク比等，様々な指標の信頼区間を計算することができます．95％信頼区間の意味するところは「仮想的に繰り返し同様の研究を行い，その都度「95％信頼区間」を計算して示した場合，それらの各研究で示された「95％信頼区間」のうち，95％の研究で示された「95％信頼区間」に真値が含まれるような区間」ということです．従って，ある研究で示された95％信頼区間内に真値が含まれないことも確率的にあり得ます．

　上述の通り，95％信頼区間の概念としては，その区間に真値がある可能性が高いということを示唆するものです．その幅（範囲）が広いような場合は推定の精度が低いということを示唆します．

　また，2つのグループ間のリスク差や平均値の差等，差の95％信頼区間を考えた場合，95％信頼区間内に0を含まなければ，その2つのグループ間に統計的に有意な差があったものと判断されます．つまり，「95％信頼区間とは，繰り返し同規模の調査を100回行えば，95回の調査において，その都度計算された95％信頼区間の範囲内に真値が含まれる，という区間であるので，その区間に0を含まないということは真値（真の差）は0ではない可能性が高いと判断することは合理的だろう」という判断が加えられます．同様に，リスク比やオッズ比等，比の95％信頼区間を考える場合，95％信頼区間に1を含まなければ，2つのグループ間には差があるという統計的な判断がなされます．

　p値として示される「5％」という確率や95％信頼区間という用語の「95％」という確率の意味を考えるうえで，類似している概念としては降水確率があります．例えば，降水確率70％という予報は，同じような気象条件に100回遭遇した場合には雨が降る場合が70回あると予想しているのであり，70％の時間帯で雨が降るという予想や，面積として70％の地域で雨

天気予報と信頼区間の比較		
	疫学研究	天気予報
確率	95%	70%
確率の意味	「95%信頼区間」の95%の意味	「降水確率70%」の70%の意味
	同様の調査を複数回施行しそれぞれの施行で「95%信頼区間」をそれぞれ算出したときに,それらのうちの95%でその区間に真値が含まれる	同様の気象条件が複数日(回)あれば,それらのうちの70%の日(回)で雨が降る

チャート36

が降るという予想ではありません.実際の天気は雨が降るか降らないかの二つに一つです.

95%信頼区間の95%やp値で示される確率も,関連性の有無を確率として示しているのであり,真実は関連性があるかないかの二つに一つです(チャート36).天気予報は外れることもあり,真実は95%信頼区間の区間外にあることもあり得ます.

現実として,疫学研究から得られたリスク情報のなかでは,リスク比やリスク差等の推定値(点推定)に加えて95%信頼区間(区間推定)を表示することが一般的です.

(4) 疫学研究論文の特徴を理解する

学術論文の記述様式は理学,工学,医学等,学問領域により様々です.一般に医学研究論文および疫学研究論文等の医学領域の学術論文では,「緒言」,「方法」,「結果」,「考察」,そして,「結論」の順に記述されます(チャート37).

環境疫学研究の学術論文もそのようなスタイルをとることが一般的です.

```
┌─────────────────────────────────────────┐
│   疫学研究論文等医学領域の学術論文の構成   │
│                                         │
│  □ 緒言（背景と目的）                    │
│  □ 方法 ────────→ ┌─────────────────┐  │
│  □ 結果           │ 方法の重要な要素  │  │
│  □ 考察           │ ■ 研究デザイン    │  │
│  □ 結論           │ ■ セッティング    │  │
│                   │ ■ 対象者          │  │
│                   │ ■ 主たる要因      │  │
│                   │ ■ 主たる健康指標  │  │
│                   │ ■ 交絡要因        │  │
│                   └─────────────────┘  │
└─────────────────────────────────────────┘
```

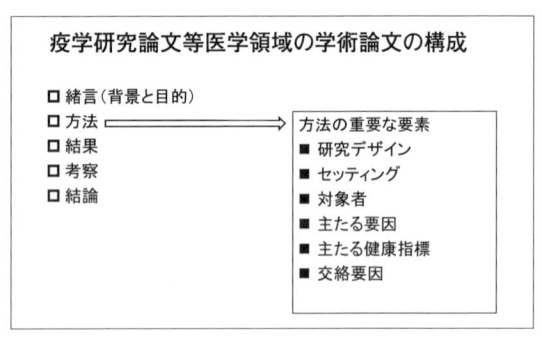

チャート37

　環境疫学研究は環境汚染物質（毒性物質）を要因として扱うことがほとんどです．それゆえ，要因を実験的に対象者に割り付けて介入研究を行うこと，例えば，「毒性物質を投与したグループと投与しなかったグループで疾患の発生割合を比較する」といった研究は倫理的に許されません．このようなことから，環境疫学研究は観察研究が主となります．先述の通り，観察研究とは対象とする集団に対して研究者は何も手を下さずに（疾患発生時に治療をしない，ということではありません），疾患の発生等の健康上のアウトカムをありのままに観察する研究方法です（第2章第(1)節参照）．このような特徴を有する観察研究については，バイアス（第(2)節参照）等の影響を十分に検討したうえで報告する必要があります．そのことの重要性から，疫学研究の方法論の専門家や学術専門誌の編集者の協同により，「観察的疫学研究の報告の質改善のための声明（STROBE声明; Strengthening the Reporting of Observational Studies in Epidemiology (STROBE) Statement)」が作成されました（von Elm E, 2007）．本節ではSTROBE声明のチェックリスト（**チャート38**）を参考にしながら疫学研究（環境疫学研究）の報告のポイントをまとめます．

STROBE声明のチェックリスト

項目	番号	推奨内容
タイトル・抄録	1(a)	タイトルまたは抄録の中で研究デザインを一般に用いられている用語で明示する。
	(b)	抄録では研究で行われたことと明らかにされたことについて十分な情報を含み、かつバランスのよい要約を記載する。
緒言		
背景／論拠	2	研究の科学的な背景と論拠を説明する。
目的	3	事前の仮説を含む形で研究の具体的な目的を明記する。
方法		
研究デザイン	4	研究デザインの重要な要素を論文の早い段階で示す。
セッティング	5	セッティング、実施場所のほか、基準となる日付については、登録、曝露、追跡、およびデータ収集の期間を含めて明記する。
参加者	6(a)	コホート研究:適格基準、および、対象者のソースと選定方法を示す。追跡の方法についても記述する。 ケース・コントロール研究:適格基準、対象者のソース、ケースの確定方法、およびコントロールの選択方法を示す。ケースとコントロールの選択における論拠を示す。 横断研究:適格基準、および、対象者のソースと選択方法を示す。
	(b)	コホート研究:マッチングを行った研究ではマッチングの基準と曝露群と非曝露群の数を示す。 ケース・コントロール研究:マッチングを行った研究ではマッチングの基準とケースあたりのコントロールの数を示す。
変数	7	すべてのアウトカム、曝露、予測因子、潜在的な交絡因子、潜在的な効果指標の修飾因子を明確に定義する。該当する場合は、診断基準を示す。
データソース／測定方法	8	関連する各因子に対して、データソース、評価・測定方法の詳細を示す。2つ以上の群がある場合は、測定方法の比較可能性を明記する。
バイアス	9	バイアスが生じないようにとられた方策があればすべて示す。
サンプルサイズ	10	サンプルサイズがどのように算出されたかを説明する。
量的変数	11	量的変数の分析方法を説明する。また量的変数をグループに分けた場合は、どのように分けたかをその理由とともに記載する。
統計・分析方法	12(a)	交絡因子の調整に用いた方法を含め、すべての統計学的方法を示す。
	(b)	サブグループと交互作用の検証に用いたすべての方法を示す。
	(c)	欠損データをどのように扱ったかを説明する。
	(d)	コホート研究:該当する場合は、脱落例をどのように扱ったかを説明する。 ケース・コントロール研究:該当する場合は、ケースとコントロールのマッチングをどのように行ったかを説明する。 横断研究:該当する場合は、サンプリング方法を考慮した分析法について記述する。
	(e)	あらゆる感度分析の方法を示す。
結果		
参加者	13(a)	研究の各段階における人数を示す(例:潜在的な適格者数、適格性が調査された数、適格と確認された数、研究に組み入れられた数、フォローアップを完了した数、分析された数)。
	(b)	研究の各段階での研究不参加の理由を記述する。
	(c)	フローチャートによる記載を考慮する。
記述的データ	14(a)	参加者の特徴(例:人口統計学的、臨床的、社会学的特徴)ならびに曝露および潜在的な交絡因子の情報を示す。
	(b)	それぞれの変数について、データが欠損した参加者数を記載する。
	(c)	コホート研究:追跡期間を平均および合計で要約する。
アウトカム・データ	15	コホート研究:経時的なアウトカム事象の発生数や要約指標を報告する。 ケース・コントロール研究:各曝露カテゴリ内の対象者数または要約指標を示す。 横断研究:アウトカム事象の発生数または要約指標を示す。
おもな結果	16(a)	調整前の推定値、該当する場合は交絡因子での調整後の推定値、および、それらの精度(例:95%信頼区間)を記述する。どの交絡因子がなぜ調整されたかを明確にする。
	(b)	連続変数がカテゴリー化されているときはカテゴリーの境界値を報告する。
	(c)	意味のある場合は、相対リスクを意味ある期間の絶対リスクに換算することを考慮する。
他の解析	17	その他に行われたすべての分析(例:サブグループと交互作用の解析や感度分析)の結果を報告する。
考察		
鍵となる結果	18	研究目的に関しての鍵となる結果を要約する。
限界	19	潜在的なバイアスまたは精度の問題を考慮して研究の限界を議論する。潜在的なバイアスの方向性と大きさを議論する。
解釈	20	目的、限界、解析の多重性、同様の研究で得られた結果、および、その他の関連するエビデンスを考慮し、慎重で総合的な結果の解釈を記載する。
一般化可能性	21	研究結果の一般化可能性(外的妥当性)を議論する。
その他の情報		
研究の財源	22	研究の資金源、本研究における資金提供者の役割を示す。該当する場合には、現在の研究の元となる研究についても同様に示す。

チャート 38

出典:von Elm E (2007) (上岡・津谷 [訳])

▶「緒言」に記されること

　「緒言」のセクションでは，関心のある研究上の疑問について，先行研究により解明されたことと未解明のことの概要が記述されます．そして，研究を実施することにより明らかにしたいこと（研究目的）が明確に記述されます．一般に，記述研究の研究目的は，環境汚染等要因と疑われる事象の分布や疾患の発生等，健康上のアウトカムの分布の記述であり，分析疫学研究の研究目的は，要因と疑われる事象と健康上のアウトカムの（因果的な）関連性の分析です．

▶「方法」に記されること

　「方法」のセクションでは，研究デザイン，研究の対象者の設定と協力の要請方法，要因や健康上のアウトカム等測定項目の定義およびそれらの測定方法，解析方法等が記述されます．より端的には，ある研究者がある研究論文を読み，その研究と同様の研究を行いたいと考えたときに（再現性の検討を行いたいと考えたときに）参照できるよう，その研究を実施するために必要な項目が記述されます．

　記述されるべき内容としては，まず，源泉となる集団の設定であり，研究の対象者の設定です．この記述は研究から得られる結果がどのような集団に対して適用可能であるかを考察するうえで重要です．例えば，女性を対象とした研究から得られたある要因と健康上のアウトカムとの関連性について，男性にあてはめて言及する場合には十分な考察が必要です．

　要因や健康上のアウトカムの定義およびそれらの測定方法は，研究の信頼性や妥当性に影響します．信頼性は再現性との関連が深く，再現性が低い測定方法では信頼性は低くなります．また，真に測定したいと意図することを明確にしておく必要があります．例えば，ある研究者が「呼吸器症状」の測定を計画する場合，「喘息の症状」のみを対象とするのか「せきやたん」等

の症状も含めるのか，さらに，それらは対象者の自己報告として測定するのか，あるいは，医師の診断として測定するのか，その場合，どのような診断基準による測定とするのか，さらに，いつ測定した症状とするのか等，「呼吸器症状」の定義と測定方法を明確にしておく必要があります．真に測定したいと意図することと，実際の測定に乖離がある場合には測定の妥当性の問題が生じます．それゆえ，「方法」のセクションにおいて測定項目についての定義が明確に記述してあることが必要とされます．

解析方法については，解析に用いる統計手法，変数の型，連続変数をカテゴリ変数化する場合には閾値の決定方法等が記述されます．また，交絡要因の決定根拠および交絡の調整方法が記述されます．

これらの記述上の視点は，第三者がバイアスを評価するためにも必要です．つまり，対象者の選定方法に選択バイアスはないか，要因や健康上のアウトカムの測定に情報バイアスはないか，あるいは，解析において交絡バイアスはどの程度除くことができるのか等の評価が可能なように記述してあることが必要とされます（第(2)節参照）．

▶「結果」に記されること

「結果」のセクションでは，実際にデータを収集したうえでの集計結果（承諾割合，対象者数，および，その集団としての特徴を示す性，年齢，基礎疾患の分布等）が記述されます．そして，分析疫学研究であれば，要因と健康上のアウトカムとの関連性に関わる解析結果が「方法」に記された事項に沿って記述されます．通常，疫学研究論文では，「結果」に示される事項は「方法」に記された解析方法に沿った結果が記述され，そこには結果に対する研究者の主観的判断が一切含まれません．例えば，「発生割合は40％であった」という記述は客観的ですが，「発生割合は高かった」という記述は研究者の主観的判断が含まれるので適切な表現ではありません（「Aグループの発生割合

はBグループの発生割合よりも高かった」という記述は客観的と言えます).また，なぜ統計的な関連が認められたのか，あるいは，認められなかったのか等の著者らの考えが「結果」で記述されることはありません．つまり，疫学研究論文では，事実（結果）と評価（考察）が区別され記述されます．

　前述の通り，疫学研究論文の「方法」に記述されていることは，別の研究者が再現性を試験する際に必要な事項です．そして，「結果」には「方法」に則って実施された研究から得た事実だけが記されます．それゆえ，論文における「方法」と「結果」の記述は，過不足なく記述されることを前提にすれば，研究者が取り組んでいる研究課題に対しての信念や思い込みの有無にかかわらず，いかなる研究者が記述したとしても基本的な内容は同じになるものと考えられます．ただし，疫学研究者自身の仮説を支持するような都合のよい解析結果だけが示されている場合も考えられますので，疫学研究から得られたリスク情報を解釈する場合においては十分注意する必要があります．

▶「考察」に記されること

　「考察」のセクションでは，得られた研究結果を要約したうえで，先行研究の知見との一致性，想定される生物学的メカニズムの説明，当該研究の限界等が論じられます．当該研究の限界としては，要因と健康上のアウトカムとの関連性に影響を与えるようなバイアスについてその方向性（予防的・促進的）および大きさ等が論じられます（第(2)節参照）．また，研究の規模（対象者数等）や関連性の推定の精度（信頼区間等）についての考察が記されます．さらに，感度分析やサブグループ解析等補足的な解析結果に解釈を与えること，他の先行研究における研究方法との比較を行うこと等も研究結果を解釈する場合には有用であり，それらについて論じられます．このように，「考察」では様々な事項が考慮されながら研究結果の解釈が試みられます（チャート39）．

> **疫学研究論文における「結論」とは…**
>
> - 研究背景→目的→方法→結果→考察→結論
> - 結果を得る
> - 考察する（結果に対し論評し解釈を与える）
>   - 生物学的なメカニズムは説明できるか？
>   - 他の同様の研究と比較し，結果はどうか？
>   - 他の同様の研究と比較し，長所や短所は何か？
>   - どのようなバイアス（交絡を含む）がどのくらいの大きさで入っていると想定されるか？
>   - 一般化可能性は？
> - そのような諸考察をしたうえで，研究で得られた結果から言えることは何かを最終的に結論する（目的に対する結論）

チャート 39

ただし，科学的な妥当性を有した結果を得たとしても，「考察」において研究結果を解釈する際に，研究者の信念，あるいは，思い込みが入り込む可能性があります（第5章参照）．例えば，研究者自らの研究結果と同様の知見が得られている先行文献のみを引用して研究結果の一致性について論じることや，仮説を支持するようなサブグループ解析等一部の解析結果を強調すること等です．本来，研究論文においては中立な立場からの考察が求められます．

▶「結論」は「目的」に呼応して記される

「結論」は「緒言」に示される研究の目的に呼応する形で示される必要があります．一般に，分析疫学研究のような仮説検証型の研究の目的は「要因と疑われる事象Aと健康上のアウトカムBの（因果的な）関連性を分析（検討）する」というようなものです．しかし，現実としては，AとBの（因果的な）関連性があることを肯定的に分析しているのではなく，AとBの関連性がないという仮説を否定できるかということを検討しています．なぜならば，仮説を肯定的に証明することは不可能であり，ある研究において肯定的な仮

説を支持するような研究結果が得られたとしても，その仮説を完全に証明したことにはならないからです．それゆえ，研究により導かれた結論としては肯定的な仮説に対して「支持する」，あるいは，「支持しない」という言及に止めることが本来適切なものではないかと考えます（第4章第(1)節参照）．

このようなことから，解析結果としては「統計的な有意水準（一般にp＜0.05）を満たすような関連性はない」と判定されても，医学的な視点を踏まえた総合的な判断がなされ，関連性がある可能性が高いことが強調されることもあり得ます（第5章第(4)節参照）．

例えば，要因Aと健康上のアウトカムBについて，要因Aを有するグループはAを有さないグループよりも5倍疾患Bを発症しやすい，すなわち，リスク比＝5であり，検定した結果としてp＝0.12（グループ間でリスクに差がないこと，すなわち，リスク比＝1を前提と仮定した場合に，今回の研究結果のような事象が発生する確率が12%）であった場合を考えてみます．ある疫学研究者が，統計的な有意水準（p＜0.05）に重きを置いて，「関連性がないことを前提とすると12%程度は起こりうることから，関連性がないことを否定せず，関連性があることは支持できない（統計的な有意水準を満たさないので関連性はない）」と判断し，また，別の疫学研究者は，疫学研究のなかで5倍というリスク比は相対的に大きいものであることや，他の医学的な知見等を考慮して「関連性がないことを前提とすると12%程度しか起こらないので関連性がないことを否定し，関連性があることを支持する（有意水準は満たさなくもて関連性はある）」と判断するということもあり得ます．

このように疫学研究論文においては，結果に関わる不確実性や既存知見を考慮の材料として因果関係が推論され，仮説を支持するか否かが判断され，結論が記述されます．

第4章

因果関係を理解するために

(0) 緒言 —— リスクの比や差による因果関係の推論

　疫学的方法論を用いた研究により推論される因果関係は，複数の集団における健康に関連するイベントの発生割合等リスクを比較することにより導かれることを基本としています．例えば，ある疾患Aの新治療薬Tと標準治療薬Sの効果について，臨床研究（臨床疫学研究）が行われ，新治療薬Tは標準治療薬Sよりも2倍効果があることが示されたとします．ここで，ある疾患を有する複数の患者に治療薬を投与し一定期間経過観察を行ったときの治癒した患者の割合を奏功割合といいます（チャート40）．つまり，奏功割合とは治癒したことを健康上のアウトカム（イベントの発生）として捉えた場合の発生割合です．一般に，前述の例のような結果が示されたとすると，治療薬Tにより疾患Aに対する治療は向上するものと評価されます．

　ここで，治療薬の奏功割合と因果関係について考えてみます．新治療薬Tの奏功割合は60％，標準治療薬Sの奏功割合は30％であったものとします．そして，新治療薬Tの投与の効果（奏功割合）は標準治療薬Sの2倍あったということから，新治療薬Tの投与と疾患Aの治癒には因果関係があるものと判断されたとします．このとき，集団としては新治療薬Tの投与により奏功割合が2倍になったという事実がある一方で，新治療薬Tの奏功割合が60％であったということは，残りの40％の患者に対しては新治療薬T

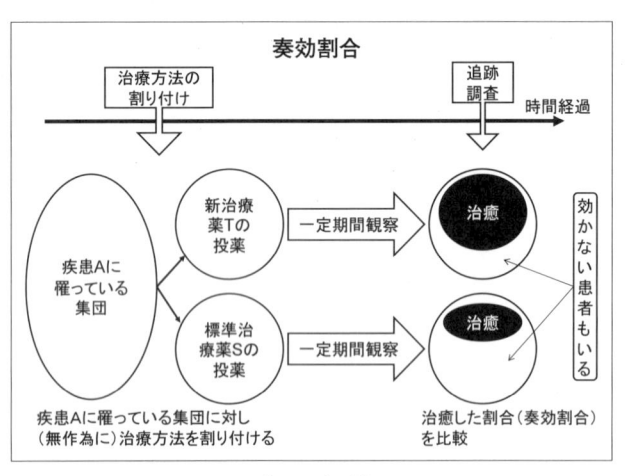

```
                    奏効割合
        治療方法の              追跡
        割り付け              調査
                                        時間経過
   ┌─────────┐   新治療     ┌─────────┐  治癒  効
   │ 疾患Aに │   薬Tの  一定期間観察          か
   │ 罹って  │   投薬                        な
   │  集団   │                               い
   │         │   標準治     ┌─────────┐  治癒  患
   │         │   療薬Sの 一定期間観察          者
   └─────────┘   投薬                        も
                                              い
                                              る
   疾患Aに罹っている集団に対し    治癒した割合(奏効割合)
   (無作為に)治療方法を割り付ける  を比較
```

チャート 40

が投与されても疾患Aは治癒しなかったという事実があります．つまり，新治療薬Tを投与されても治癒しなかった患者個人においては，新治療薬Tと疾患Aの治癒との因果関係はなかったものと考えられます．このように，疫学研究により判断された因果関係は集団としての因果関係であり，個人としての因果関係を示しているものではありません．それゆえ，疫学研究の結論として導かれた集団としての因果関係を個人にそのまま適用することが難しい場合があります（**チャート 41**）．このことについては，第(3)節において詳述します．

▶本章のアウトライン

観察的な自然科学においては，因果関係を肯定的に証明することは論理的には不可能であり，その論理は疫学においても共通してあてはめることができます．本章の目的は，疫学研究により導かれる因果関係とその不確実性について考察することです．第(1)節において，因果関係の証明に関わる論理について概説します．疫学研究者（疫学）においては，第(2)節以降で概説する

```
疫学研究の結果の確率的な要素(2)

・薬は必ず効くわけではない
    ・効く人と効かない人がいる
・タバコを吸う人は必ず肺がんになるわけではない
    ・肺がんになる人とならない人がいる

・個人における要因と疾患の因果関係は確率的に起こる.
```

チャート 41

ような「疫学的因果関係」あるいは「科学的因果関係」というような用語の使い分けはなされません．しかし，過去の訴訟における判例や行政文書等においてはそのような用語が使用されていることから，第(2)節以降では，科学者，司法関係者，行政関係者等，立場の違いにより使い分けられる因果関係の定義を概説します．

(1) 「因果関係がある」という仮説の証明

　因果関係とは，条件（因）と帰結（果）の関連性を示すものです．条件Aと帰結Bの因果関係を証明しようとするときには，まず，条件Aと帰結Bに因果関係があるという仮説（X）を作成する必要があります．そして，この仮説（X）を実証研究（Y）により証明することを試みます．しかし，自然を観察的に研究する科学領域では反証主義の立場からはいかなる領域においても肯定的な仮説を厳密に証明することは困難です．

　そのことについて「太陽が空にあること（条件A）と，空が明るいこと（帰結B）には因果関係がある」という関連性の仮説を例に考えてみます．これは，太陽が空にあることを因とし，空が明るいことを果とした仮説（X）です．この仮説（X）が正しければ，実証研究において，太陽が空にあれば空

は明るいことが観測されるはずです．そして，ある実証研究 (Y1) の結果，条件 A のときに帰結 B は仮説に基づく予測を支持するものであったとします．さて，このとき，仮説 (X)（太陽が空にあることと空が明るいことの因果関係）は実証研究 (Y1) により証明されたのでしょうか．

▶一つでも反例があれば仮説は否定される

　反証主義の立場からは，実証研究 (Y1) の帰結が予測の通りであった（予測が正しかった）からといって，仮説 (X) が正しいとは必ずしも言えません．なぜなら，この仮説 (X) はたった一つの反例（別の実証研究 (Y2) による反例）により否定されてしまう可能性を残しているからです．この例の場合は，「皆既日食」の時に実証研究 (Y2) を行えば，仮説 (X) を否定する結果が得られたでしょう．つまり，太陽が空にあるのに空が明るくないこともあるのです．

　このように，一つでも仮説を否定する事例があると「普遍的な法則」としての「因果関係」を証明したことにはなりません（チャート 42）．この例では，皆既日食時において観察された反例 (Y2) により，仮説「太陽が空にあることと，空が明るいことには因果関係がある」は否定され，「太陽が空にあっても必ずしも空は明るくない」と結論されます．

　反例が一つあっただけで仮説が否定されることについて，3 次元平面の数式にたとえて説明します．例えば，真実として，x, y, z の間に

$$y = x + z - 3$$

という関連性があったとします．この関連性は，神のみが知ることができるものであり，研究者は知ることができないものとします（自然の観察の多くはこのような場合でしょう）．このとき，ある研究者が，普遍的な法則として，

仮説:普遍的な法則として	太陽が空にあれば明るい	ダニと喘息に関連あり	X=1ならばY>0
実証	ある地点である日調査(皆既日食の日に)	ある地方である集団を調査	(Z=1かつ)X=1のとき
結果	否定	否定	Y=-1
言えること	太陽が空にあっても,明るくないこともある(明確に否定)	ダニがあっても喘息にならないこともある(明確に否定)	仮説は誤り
	仮説は普遍な法則ではない	仮説は普遍な法則ではない	仮説は普遍な法則ではない
	仮説は誤りと結論	仮説は誤りと結論	仮説は誤りと結論
神のみ知る真実	太陽を地球が周り,月が地球を回る	?	Y=X+Z-3

仮説が否定されたときの意味

チャート 42

$$x=1 \text{ であれば (普遍的な法則として) } y>0$$

という関連性を証明したいと考えていたとします．そして，この関連性の仮説を実証するために，ある実証研究 N_1 を行ったところ，$x=1$ のときには $y=-1$ という結果を得たとします．この場合，この研究結果は，「$x=1$ であれば (普遍的な法則として) $y>0$」という仮説は否定されることになります．そして，「$x=1$ あれば (普遍的な法則として) $y>0$」という関連性は誤りである (仮説は否定された) と結論されます (チャート 42).

▶一つの実証研究の結果が仮説を支持することとは

では，「$x=1$ であれば (普遍的な法則として) $y>0$」という仮説について，別の実証研究 N_2 を行い，$x=1$ のときには $y=1$ という結果が得られていた場合ではどのような結論になるのでしょうか．これは仮説の通りの結果を得られた場合です．しかし，そのような場合には，積極的に「$x=1$ であれば (普遍的な法則として) $y>0$」ということを示したことにはなりません (チャー

仮説に対して肯定的な実証結果を得ても仮説は完全に証明されたことにはならない			
仮説:普遍的な法則として	太陽が空にあれば明るい	ダニと喘息に関連あり	X=1ならばY>0
実証	ある地点である日調査	ある地方である集団を調査	(Z=3かつ)X=1のとき
結果	仮説の通り	仮説の通り	Y=1
言えること	ある日は仮説の通りだったが，そうでない日もあるかもしれない （普遍な法則かの判断は保留）	ある集団では仮説の通りだったが，そうでない集団もあるかもしれない （普遍な法則かの判断は保留）	Z=3のときは成立した．他の場合は不明 （普遍な法則かの判断は保留）
神のみ知る真実	太陽を地球が周り，月が地球を回る	?	Y=X+Z-3

チャート43

ト43）．さらに別の実証研究を行えば否定される可能性を残しているからです．つまり，一つの研究で実証されることは，一つのxとyの関連性であり，普遍的な関連性ではありません．「x=1（条件A）であれば（普遍的な法則として）y>0（帰結B）である」ということの証明は，帰結B（y>0）は条件A（x=1）であれば，zがいかなる値であったとったとしても普遍的な法則として「恒常的」に成立するということの証明でなければなりません．

▶反証主義による仮説の否定を逆手にとる

反証主義には，「実証研究の帰結が仮説に基づく予測とは異なっているのであれば，仮説は誤っている」ということに示される通り，「仮説を明確に否定することができる」という性質があります．この性質を利用し，間接的に仮説を証明（あるいは推論）する方法があります．前述の通り，証明したい仮説を肯定的に証明することはできません．それゆえ，その方法では真に証明したい仮説の反対の仮説（帰無仮説）を作成し，それを否定することにより，真に証明したい仮説を間接的に証明します（**チャート44**）．

帰無仮説:普遍的な法則として	太陽が空にあっても明るくない	ダニと喘息に関連なし	X=1ならばY=0 (Y<0)
実証	ある地点である日調査	ある地方である集団を調査	(Z=5かつ) X=1のとき
結果	否定	否定	Y=3
言えること	太陽が空にあっても明るくない、ということはない（明確に否定） 仮説は普遍な法則ではない 仮説は誤りと結論→何らかの関連はある	ダニと喘息に関連はないことはない（明確に否定） 仮説は普遍な法則ではない 仮説は誤りと結論→何らかの関連はある	仮説は誤り 仮説は普遍な法則ではない 仮説は誤りと結論→X=1ならばY>0のこともある
神のみ知る真実	太陽を地球が周り、月が地球を回る	?	Y=X+Z-3

帰無仮説が否定されたときの意味

チャート44

　例えば，「太陽が空にあることと，空が明るいことには関係ある」ということが真に証明したい仮説である場合には，「太陽が空にあること（条件A）と，空が明るいこと（帰結B）に関係はない」という帰無仮説（X'）を作成します．そして，実証研究（Y'）を行います．実証研究（Y'）により，太陽が空にあることと，空が明るいことに関係がみられた場合，この帰無仮説（X'）は否定されることになります．つまり，この実証研究（Y'）により，「太陽が空にあることと，空が明るいことには関係がない，という仮説は誤っている」と明確に結論することができます．

　また，皆既日食が実際に発生した場合，すなわち，「太陽が空にあることと空が明るいことには関係ない」という仮説を支持する結果を得た場合には，他の全ての場合についてこの仮説が正しいと言えるかということについては明言できないので，「太陽が空にあることと空が明るいことには関係ないことがある」という程度の結論となります．

　以上のような因果関係を推論する際の論理を疫学研究の例で示すと次のよ

うになります．要因Aと疾患Bの因果関係を証明することを検討していたとします．この因果関係の仮説を正面から肯定的に証明することは反証主義の立場からは不可能です．そこで，「要因Aを保有している集団と要因Aを保有していない集団を比較したときに疾患Bの発生割合に差がない」という帰無仮説 (X') に基づき調査を行います．そして，帰無仮説 (X') とは逆に，要因Aを保有している集団において，疾患Bの割合が高かったという研究結果 (Y) を得たとします．すなわち，帰無仮説 (X') は実証研究により否定された形となります．これにより，「要因Aを保有している集団と要因Aを保有していない集団を比較したときに疾患Bの発生割合に差がない」という仮説は誤っている，つまり，「要因Aと疾患Bに因果関係がない」という仮説は誤っている，ということが示されたことになります．要因Aと疾患Bの因果関係は，全ての集団に対してあてはまるかどうかは不明ですが，少なくとも対象とする集団によっては要因Aと疾患Bには因果関係はあり得るということを示すことになります．

▶複雑な系における現象としての因果推論

なお，地球上における現象として，太陽が空にあることと空が明るいことは，物理的な観点からは当然のことであると思われます．なぜなら，太陽からエネルギーが放射されていることは事実でしょうし，そのエネルギーには可視光線の領域があることも事実でしょう．しかし，宇宙の中の太陽系という視点を加えた場合（そのような要素を加えた場合），月と地球と太陽との位置関係によって（観測する位置によって），太陽が空にあっても空が明るくないという現象が生じ得ます．「太陽が空にあると空が明るい」等の観察的に捉えられる因果関係の仮説は，複雑な系という視点を含めると否定される場合があるということです．

このような関連性は，疫学を含む医学領域における因果関係の検討でも同

様に考えることができます．生物学的メカニズムを考えると病原性のウィルスがあれば病気になることは事実でしょう．しかし，人体が有する生命を維持するための様々な系という視点を加えた場合，人がおかれた様々な状態（免疫がある，栄養状態がよい等といった要因）により，病原性のウィルスがあっても病気にならないこともあるということです．例えば，麻疹ウィルスの免疫を有していないグループでは麻疹ウィルスへの曝露と麻疹の罹患に因果関係が見られると思われますが，免疫を有しているグループでは麻疹ウィルスへの曝露と麻疹の罹患には因果関係はみられないものと思われます（確率的には言い切れませんが）．

つまり，研究の対象とする集団（の特質）が変化することにより，ある集団を対象とした場合には要因Aと結果Bの関連性に関わる仮説は支持され，別の集団を対象とした場合には仮説は支持されないということが常に想定されます．それは，原因（条件A）に対する対象者の感受性（帰結B）は，遺伝的要素や体質等が異なる個々を集団として扱うことから生じるものとも考えられます．疫学研究ではこのような様々な特質（測定できない特質を含む）を有する集団を扱っているので，その特質を適切に調査することが重要となります．

(2) 疫学研究で示される因果関係

原因と帰結の因果関係に関する疫学的因果関係とは，個人を単位としたときの因果関係ではなく，集団を単位としたときの因果関係です（**チャート45**）．それゆえ，化学物質Aと疾患Bとの因果関係を証明しようとした場合に，その仮説を「化学物質Aに曝露された個人は疾患Bに罹患する」という個人としての因果関係に言及するような仮説とすることは不適切です．疫学的因果関係の仮説（X）としては，「化学物質Aに曝露されると疾患Bの発

> **疫学的因果関係**
>
> - 要因がなくてもその疾患に罹る
>   - しかし，要因がある集団は，要因がない集団に比較してその疾患に罹る確率は高い
> - その疾患に罹るにはその要因がなくてもよい
>   - しかし，その要因に罹る人の集団は，罹ってない人の集団と比較してその要因を有している確率が高い
> - 集団的因果関係

チャート 45

生割合が高くなる」というものになります．

　第(1)節で記述したところですが，この仮説 (X) を肯定的に直接証明することは反証主義の立場からは困難です．なぜなら，仮説はたった一つの反証さえあれば否定されるからです．それゆえ，「いかなる集団においても，化学物質Aの曝露と疾患Bの発生割合とは無関係である」という帰無仮説 (X') に置き換えたうえで，これに対して実際の疫学研究 (Y') により反例を一つあげることにより，間接的に（部分的に）因果関係を示すことが常套手段となっています．つまり，「ある集団においては，化学物質Aの曝露と疾患Bの発生割合とは無関係であるということはない」ことを証明します．

　ただし，そのような証明では普遍的な関連性について言及することはできません．また，偶然に統計的な関連性がみられた可能性も否定できません．それゆえ，現実的には，複数の同様の目的をもった疫学研究により，同様の結果が得られるということ（先行研究との一致性）が因果関係の判断としては重要な要素の一つとなっています．

(3) 集団的因果関係と個別的因果関係の違い

　訴訟における判例や行政判断において言及される因果関係のなかで，集団的因果関係とは，第(2)節に示した疫学的因果関係とほぼ同義です．

　一方，個別的因果関係は集団的因果関係の中における特殊な因果関係であり，集団的因果関係が認められたうえで，その要因なくしては当該疾患が発生しないような要因と健康上のアウトカムの関連性を指します（チャート46）．例えば，水俣病はメチル水銀なしには発症しません．イタイイタイ病はカドミウムなしには発症しません．このようなときに個別的因果関係があるものとされ，個別的因果関係が認められる疾患（水俣病やイタイイタイ病等）は行政においては特異的疾患とされます．ただし，個別的因果関係の判断には疾患Bに罹患した者は必ず要因Aを有するという関連性が示されれば十分であり，要因Aを有していれば必ず疾患Bに罹患するという関連性までは求められません．

　集団的因果関係と個別的因果関係を対比して考えると，集団的因果関係とは，個別的因果関係は不明ではありながらも，ある要因への曝露や保有があることにより（ないことに比較して）健康に関連したイベントの発生割合や発生率を高めている（あるいは，健康上のアウトカムに差異が生じる），という状

特異的疾患と非特異的疾患

- 特異的疾患
    - 原因物質がなければ疾患は発生しない
    - 重金属中毒など
- 非特異的疾患
    - 原因物質がなくても疾患が発生する場合もある
    - ぜん息，がん，心筋梗塞など

チャート46

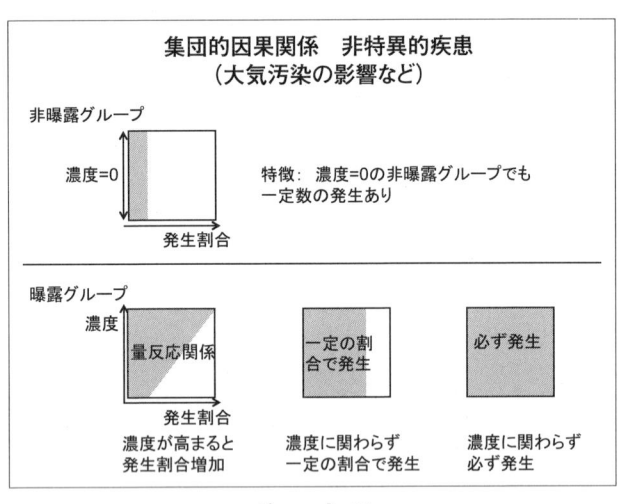

集団的因果関係　非特異的疾患
（大気汚染の影響など）

非曝露グループ
濃度=0
発生割合

特徴：濃度=0の非曝露グループでも一定数の発生あり

曝露グループ
濃度
発生割合

量反応関係
濃度が高まると発生割合増加

一定の割合で発生
濃度に関わらず一定の割合で発生

必ず発生
濃度に関わらず必ず発生

チャート 47

況にある因果関係を指します．例えば，特定の一つの物質だけが原因ではない非特異的疾患である喘息は，大気汚染の高濃度の曝露がない集団においても喘息は発生しますが，大気汚染に高濃度に曝露されている集団は曝露されていない集団に比較して発生割合や発生率が高まります．このようなことから，大気汚染と喘息の発生には集団的因果関係があると判断されます．

　非特異的疾患の発生を健康上のアウトカムとした場合の集団的因果関係の模式図を**チャート 47** に示しました．この模式図では，ある物質の濃度を基準として，濃度0のグループが要因非曝露グループ，濃度0超のグループが要因曝露グループと定義されています．非特異的疾患の特徴は，要因がなくても（非曝露グループでも）ある割合で疾患等健康に関連したイベントが発生するということです（**チャート 47 上段**）．そして，曝露グループにおいては（**チャート 47 下段**），曝露濃度が高まると発生割合が高くなるという関連性がある場合（量反応関係がある場合），曝露濃度と関連がなく一定の割合あるいは全数で発生する場合，あるいは，ある濃度以上の曝露があると一定の割合で

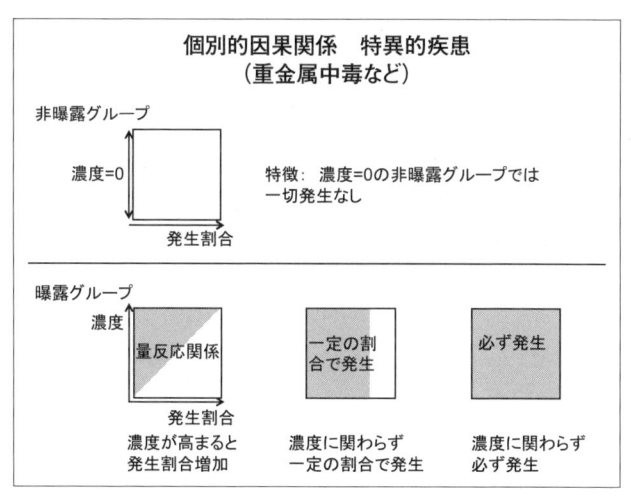

個別的因果関係　特異的疾患
（重金属中毒など）

非曝露グループ
濃度=0
発生割合

特徴：濃度=0の非曝露グループでは一切発生なし

曝露グループ
濃度
量反応関係
発生割合
濃度が高まると発生割合増加

一定の割合で発生
濃度に関わらず一定の割合で発生

必ず発生
濃度に関わらず必ず発生

チャート 48

発生する場合（閾値がある場合）等の疾患等の発生パターンが考えられます．

　一方，特異的疾患の特徴は，その要因への曝露がなければ（非曝露グループでは）その疾患は発生しないということにあります（**チャート 48 上段**）．そして，曝露グループにおいては（**チャート 48 下段**），濃度と発生割合の関連性に関しては非特異的疾患の曝露グループ（**チャート 47 下段**）と同様のパターンが考えられます．また，特異的疾患は，疾患が発生した者は必ずその要因への曝露があるという関連性を有する疾患ですが，その要因への曝露があれば必ず発生するという疾患ではありません．

(4) 訴訟において争われる因果関係（法的因果関係）

　日本の環境・公害問題に関わる訴訟には，民事訴訟である損害賠償訴訟，環境汚染物質の排出の差止訴訟，あるいは，行政訴訟等，様々なものがあります．そのような訴訟のなかで，因果関係の定義に関わる議論がなされてい

訴訟における因果関係

- 疫学的因果関係
- 集団的因果関係
- 個別的因果関係
- 科学的因果関係
- 法的因果関係

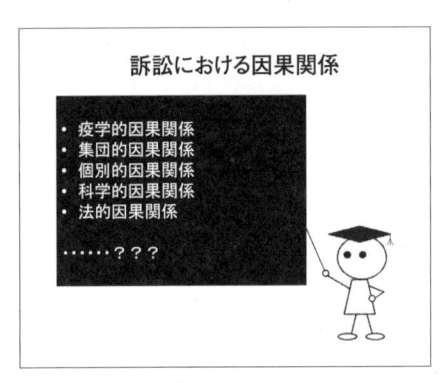

……？？？

チャート49

ます（チャート49）．民事訴訟における原告と被告の主な争点の一つは加害と被害の法的因果関係です．それは因果関係の証拠の確からしさの程度により判断される因果関係です．

では，そのような因果関係の証拠とはどのようなものを指すのでしょうか．加害（環境汚染）と被害（健康影響）の因果関係が争点の環境・公害問題の訴訟において，用語として用いられる「科学的因果関係」が意味するところは，健康影響の原因となる要因を，菌，ウィルス，あるいは，化学物質等として，それらが健康影響を及ぼすに至る生物学的メカニズムが完全に解明された因果関係であると考えられます（例外はあるものと思われます）．

しかし，因果関係を肯定的に証明することは，反証主義の立場からは困難であるということを第(1)節で示しました．つまり，疫学研究からも，動物実験からも，細胞実験からも，観察的な自然科学においては，因果関係を肯定的に完全に証明することは不可能です．このことは，科学的事実から加害と被害の因果関係を証明することを試みる場合においても同様のものと思われます．

因果関係に関わる科学的事実についての扱いについては，最高裁の判例において，

> **イタイイタイ病:名古屋高等裁判所金沢支部判決**
> - 富山県神通川流域で発生したイタイイタイ病については,被告企業(三井神岡鉱山)が排出していたカドミウムが原因か否かが争われた.
> - すなわち,三井神岡鉱山が神通川にカドミウムを排出していることは明らかであり,その事実については争わず,カドミウムがイタイイタイ病を引き起こしているかが主に争われた.
> - 名古屋高等裁判所金沢支部判決(昭和47年8月9日)によると,「臨床医学や病理学の側面からの検討のみによっては因果関係の解明が十分達せられない場合においても,疫学を活用していわゆる疫学的因果関係が証明された場合には…(中略)…法的因果関係も存在するものと解するのが相当であり,臨床および病理学による解明によって,疫学的因果関係がくつがえされない限り,法的因果関係の存在も肯認さるべきである」と判示した.
> - 四日市公害事件でも同様の趣旨の判例となっている(津地方裁判所四日市支部判例昭和47年7月24日)

チャート 50

出典:交告(2007)(抜粋改編)

「訴訟上の因果関係の立証は,一点の疑義も許されない自然科学的証明ではなく,経験則に照らして全証拠を総合検討し,特定の事実が特定の結果発生を招来した関係を是認しうる高度の蓋然性を証明することであり,その判定は,通常人が疑いを差し挟まない程度に真実性の確信を持ちうるものであることを必要とし,かつ,それで足りるものである.」
(最高裁昭和50年10月24日)

とされています.また,過去の公害事件の裁判においても,イタイイタイ病に関わる名古屋高裁金沢支部判決(チャート 50)および新潟水俣病に関わる新潟地裁判決(チャート 51)等に示されている通り,因果関係の完全な証明を求めていません.つまり,法的因果関係とは,完全な証明を必要としない因果関係であり,かつ,疫学研究の結果等の証拠に基づいて裁判官あるいは裁判員により判断される因果関係であると考えられます(チャート 52).このとき,争われている因果関係に高度な蓋然性があると判断される場合には法的因果関係が認められることになりますが,ここでいう「蓋然性」とは「確からしさ」のことであり,蓋然性の程度は科学的に数値化されたもので

新潟水俣病:新潟地方裁判所判決

- 新潟県阿賀野川流域で発生した水俣病(メチル水銀による中毒症)については,被告企業(昭和電工)の廃液によるものか否かが争われた.
- すなわち,メチル水銀により水俣病が発生しているということがすでに明らかになっているという中で,メチル水銀と水俣病の疫学的因果関係については争わず,メチル水銀は昭和電工が排出したのかが主に争われた.
- 一般に,民事訴訟においては,原告側(被害者)が多くの事実について説明責任を負い,裁判に勝訴するためには原告側に大きな立証上の負担が課せられる.
- 新潟地方裁判所判決(昭和46年9月29日)によると,「化学公害事件」において,被害者に因果関係の科学的解明を要求することは,民事裁判による被害者救済の途を全く閉ざす結果になりかねない」として,以下のように論じた.
- すなわち,因果関係の立証を,①被害疾患の特性とその原因(病因)物質,②原因物質が被害者に到達する経路(汚染経路),③加害企業における原因物質の排出(生成・排出に至るまでのメカニズム)の3段階に分けた上で,原告側が①②の立証をして「汚染源の追及がいわば企業の門前まで到達した場合」には,被告企業側が③のないことを立証しない限り因果関係が「事実上推認される」とした.

チャート 51

出典:交告(2007)(抜粋改編)

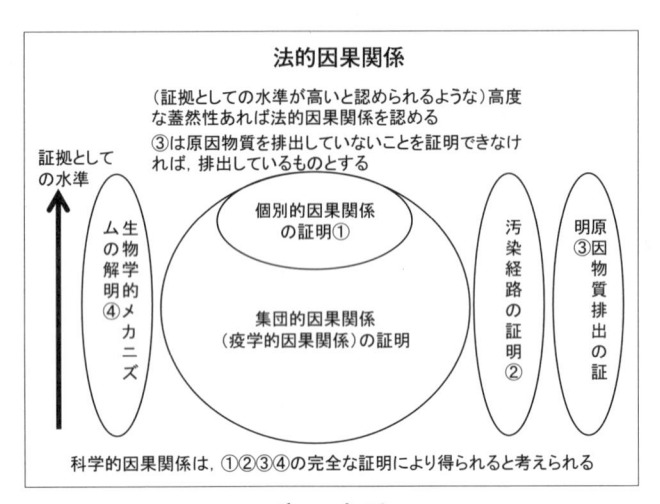

法的因果関係

(証拠としての水準が高いと認められるような)高度な蓋然性あれば法的因果関係を認める
③は原因物質を排出していないことを証明できなければ,排出しているものとする

証拠としての水準 ↑

- 生物学的メカニズムの解明 ④
- 個別的因果関係の証明 ①
- 集団的因果関係(疫学的因果関係)の証明
- 汚染経路の証明 ②
- 原因物質排出の証明 ③

科学的因果関係は,①②③④の完全な証明により得られると考えられる

チャート 52

はなく，証拠に基づく裁判官あるいは裁判員の心証（通常，人が疑いを差し挟まない程度に真実性の確信を持ちうるもの）により決まります．それゆえ，訴訟における法的因果関係の判断は，証人として招へいされた疫学研究者等，科学者が証言する科学的な事実そのものに影響される他，その証言の際の微妙なニュアンス，すなわち，「研究者としての信念」が滲むニュアンスに影響される可能性があるかもしれません（第5章参照）．

(5) 集団的因果関係から個別的因果関係を類推する（寄与危険割合）

　ここで，集団的因果関係は認められるが個別的因果関係は不明の場合について考えてみます．個別的因果関係を示すことが可能な場合は，特異的疾患の場合のみです．例えば，水俣病はメチル水銀中毒であり，メチル水銀への曝露がなければ罹らないので，水俣病の原因物質はメチル水銀であると判断できます．一方，個別的因果関係は認められないが，集団的因果関係が認められる場合とは，対象とする健康影響が非特異的疾患の場合です．例えば，喘息は大気汚染がなくてもダニ等のハウスダスト，ストレス等，様々な要因により発症しますので，ある一人の喘息患者について，「罹患した原因は100%大気汚染である」と判断することはできません．このようなことから，訴訟における加害者の立場としては，「（加害者）自らが汚染した物質により疾患に罹った患者以外の患者に対しては補償する必要はない」という主張も考えられます（しかし，それを判断することは不可能です）．

　疫学研究は，基本的には集団的因果関係を示すものであり，個別的因果関係が示されるような場合は特殊なケースであると考えられます．そして，疫学研究で示される集団的因果関係は，個別的因果関係ではない限り，ある特定の被害者（患者）個人について，その疾患の原因を100%証明するものでは

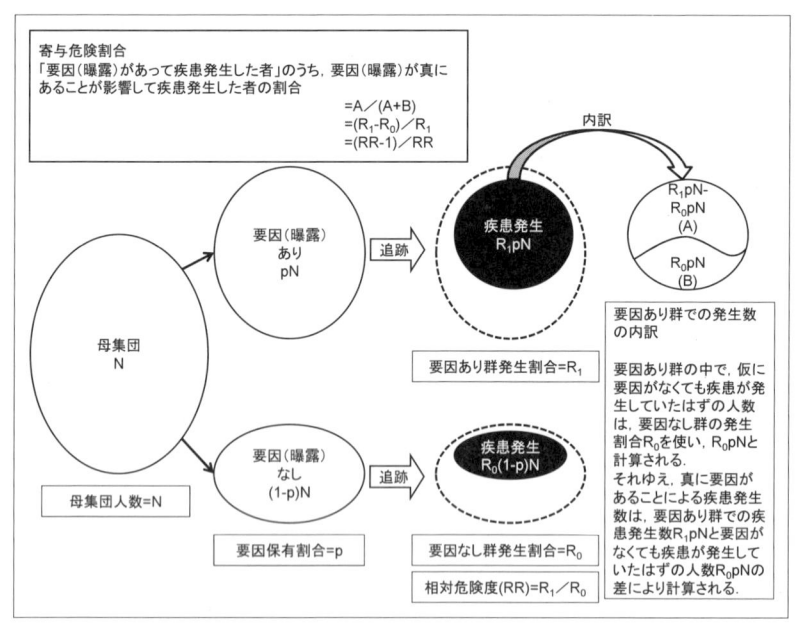

```
┌─────────────────────────────────────┐
│ 寄与危険割合                          │
│ 「要因(曝露)があって疾患発生した者」のうち，要因(曝露)が真に │
│ あることが影響して疾患発生した者の割合    │
│                    =A／(A+B)        │
│                    =($R_1$-$R_0$)／$R_1$      │
│                    =(RR-1)／RR      │
└─────────────────────────────────────┘
```

チャート53

ありません．それゆえ訴訟においては，疫学研究により示された原因と健康被害の因果関係に関わる研究結果からただちに「高度の蓋然性」をもって特定の被害者についての個別的因果関係の推認の判断は難しいものとなります．

この問題，すなわち，集団的因果関係から個別的因果関係の類推を，寄与危険割合という考え方から検討を行うことが可能です（チャート53）．寄与危険割合とは，「要因への曝露やその保有があり，かつ，疾患が発生した集団のうち，真に要因への曝露やその保有が影響して疾患が発生した者の割合」を示す指標です．例えば，疫学研究から明らかにされたリスク比が5倍以上であれば，寄与危険割合は80％以上になると計算されます（寄与危険割合＝（リスク比－1）／リスク比）．つまり，この場合，要因があり疾患が発生した

者のうち80％以上は真にその要因が影響して疾患が発生した者である，という解釈が可能であることを示唆します．しかし，リスク比が3倍あるいは2倍の場合には，寄与危険割合は67％あるいは50％となります．従って，そのような場合においては，特定の個人において，例えば，大気汚染により喘息になったのか，あるいは，他の要因が影響して喘息になったのか，その判断の不確実性は高くなります．

なお，特異的疾患については，例えば，水俣病はメチル水銀の曝露なくしてそのような疾患を発症することはないので，寄与危険割合は100％と計算され，疫学的因果関係から個別的因果関係を類推することが可能です．

第5章

疫学研究者の信念と倫理

(0) 緒言 —— 疫学研究における倫理とは

　倫理とは道徳の規範となる原理です．それは，ある社会に属する人の社会に対する行為の善悪の基準となり，人の人に対する行為の善悪を判断する基準ともなります．また，倫理は社会のなかで認識されている規範を総じて醸成されるものです．それゆえ，倫理は政治体制や文化が異なる国や地域により異なるものと思われますし，同じ国や地域であっても時代により異なるものと思われます．

　社会や文化的な背景が同じであったとしても，ある事象についての善悪の判断（解釈）が人により異なる場合があります．例えば，尊厳死やES細胞（胚性幹細胞）の利用等については，自己決定を尊重する人と無危害を尊重する人では善悪を判断する基準が異なります（第(1)節参照）．

　医療倫理学（生命倫理学）は，医療の進歩や社会の成熟から生じた難解かつ複雑な医療や生命に関わる倫理的な問題を扱う学問領域です．例えば，出生前診断の是非，胎児の性別による生み分けの是非，人工妊娠中絶の是非，ES細胞の利用の是非等，生命の始まりや生殖に関わる倫理的問題，遺伝学的検査の実施や遺伝子情報の取り扱いに関わる倫理的問題や遺伝カウンセリング等による情報提供と心理支援のあり方，尊厳死，がん告知，高齢者介護等末期医療に関わる倫理的問題，脳死と臓器移植に関わる倫理的問題（提供

された臓器の分配等も含む),医療資源の分配に関わる倫理的問題等,非常に広範なテーマを扱う学問領域です.

医療は医学の実践であり,医学に基づくものです.それゆえ,医療の進歩には医学研究が必要です.このようなことから,疫学研究を含む医学研究に関わる倫理は医療倫理学の対象となります.今日の医学研究に関わる倫理に大きく影響した契機としては,ニュールンベルグ綱領（Nuremberg code）があります.ニュールンベルグ綱領は,第二次世界大戦時にナチスドイツが行った非人道的な医学研究（人体実験）に対する厳しい反省を踏まえて,人を対象とした研究を行う際に遵守すべき医学研究の基本原則を定めたものです（1947年）.そして,ニュールンベルグ綱領の後に,世界医師会において採択された医学研究の倫理規範がヘルシンキ宣言（Declaration of Helsinki）です（1964年）.

▶医療倫理の四原則と疫学研究の倫理的側面

医療においては生命に関わる様々な倫理的問題が生じます.そのような問題に対して判断を行うための一つの観点として,医療倫理の四原則があります（Beauchamp, 2001）(チャート54).医療倫理の四原則は,自律性の尊重,善行,無危害,および,正義の各原則から成ります.自律性の尊重の原則とは患者や研究対象者の自律性を尊重すること,つまり,患者や研究対象者が自己決定権を有することです.善行の原則とは患者や研究対象者にとって最善のことをなすことです.無危害の原則とは患者や研究対象者にとって危害となるようなことは避けることです.そして,正義の原則とは患者や研究対象者に対して分け隔てなく平等に恩恵を与えることです（これを分配的正義,あるいは,応報的正義ともいいます）.これらの原則は,医療者,医学領域の研究者,医療政策に関わる者等の行動に対して適用されることが想定されています.前述のヘルシンキ宣言は修正が重ねられ,現在は35項目から成り

医療倫理の四原則

- 医療提供者，あるいは，研究者の立場から

	医療 （患者に対して）	研究 （研究対象者に対して）
自律性の尊重	患者の自律性を尊重する	対象者の自由意思による研究への参加
善行	患者にとって最善の治療を行う	対象者に対して最善となるように研究する
無危害	患者にとって危害となるようなことは避ける	対象者に危害となるようなことは避ける（不利益が生じないようにする）
正義（分配的正義）	全ての患者に対して平等に恩恵を与える	全ての対象者に対して，平等に恩恵を与える

チャート 54

ヘルシンキ宣言（抜粋）

- 医学研究は，すべての人間に対する尊敬を深め，その健康と権利を擁護するための倫理基準に従わなければならない．研究対象の中には，特に脆弱で特別な保護を必要とする集団もある．これには，同意の諾否を自ら行うことができない人々や強制や不適切な影響にさらされやすい人々が含まれる．（第9項）
- 人間を対象とする各研究の計画と作業内容は，研究計画書の中に明示されていなければならない．研究計画書は，関連する倫理的配慮に関する言明を含み，また本宣言の原則にどのように対応しているかを示すべきである．計画書は，資金提供，スポンサー，研究組織との関わり，その他起こり得る利益相反，被験者に対する報奨ならびに研究に参加した結果として損害を受けた被験者の治療および／または補償の条項に関する情報を含むべきである．この計画書には，その研究の中で有益であると同定された治療行為に対する研究被験者の研究後のアクセス，または他の適切な治療あるいは利益に対するアクセスに関する取り決めが記載されるべきである．（第14項）
- 医師は，内在するリスクが十分に評価され，かつそのリスクを適切に管理できることを確信できない限り，人間を対象とする研究に関与することはできない．医師は潜在的な利益よりもリスクが高いと判断される場合，または有効かつ利益のある結果の決定的証拠が得られた場合は，直ちに研究を中止しなければならない．（第20項）
- 医師が医学研究を治療と結びつけることができるのは，その研究が予防，診断または治療上の価値があり得るとして正当化できる範囲内にあり，かつ被験者となる患者の健康に有害な影響が及ばないことを確信する十分な理由を医師がもつ場合に限られる．（第31項）

チャート 55

出典：World Medical Association（2008）（日本医師会［訳］）

ます(2008年).参考までに,医療倫理の四原則に照らし,主な記述をチャート 55 に示します.

▶本章のアウトライン

　本章の目的は,疫学研究の結果に対する解釈や,疫学研究から得られたリスク情報に対する解説に関わる社会的中立性と疫学研究者の信念との問題を倫理面から考察することです.ここでは,疫学研究(環境疫学研究を含む)で考慮されるべき倫理的事項を,研究対象者の自律性の尊重や個人情報(プライバシー)の保護等に関わる「研究対象者の尊厳に関わる倫理」,科学的な研究を行うという科学者としての良心,社会に対する無危害,研究対象者に対する善行等に関わる「研究の科学的妥当性に関わる倫理」,および,研究結果を解釈することやリスク情報を解説することに関する科学者としての良心や,科学者の社会市民としての信念等に関わる「研究結果の解釈に関わる倫理」という3つの側面(チャート 56)により分類することを試みました.チャート 57 は前述の3つの側面により疫学研究の各段階で考慮されるべき倫理的事項を整理したものです.第(1)節では,疫学研究に関わる上述のよう

```
                疫学研究(者)の倫理

    ・ 研究対象者の尊厳に関わる倫理
        ・ 研究対象者の自由意思(参加への同意),個人情報保護
        ・ 研究対象者に対する無危害
    ・ 研究の科学的妥当性に関わる倫理
        ・ 科学的な研究を行うという科学者としての良心
        ・ 社会に対する無危害
        ・ 研究対象者に対する善行
    ・ 研究結果の解釈に関わる倫理
        ・ 科学者としての良心(科学に対して誠実,謙虚,公平)
        ・ 科学者の社会市民としての信念
```

チャート 56

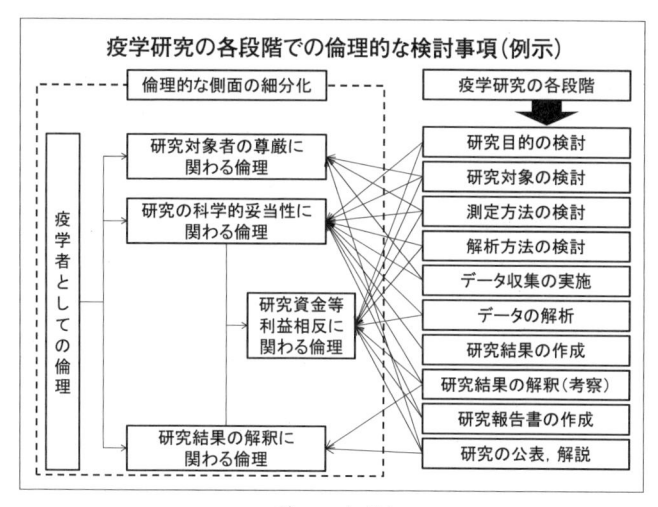

疫学研究の各段階での倫理的な検討事項(例示)

```
倫理的な側面の細分化            疫学研究の各段階

                ┌─研究対象者の尊厳に    ─研究目的の検討
                │  関わる倫理          ─研究対象の検討
疫学者としての倫理─┼─研究の科学的妥当性に ─測定方法の検討
                │  関わる倫理          ─解析方法の検討
                │   └研究資金等        ─データ収集の実施
                │    利益相反に        ─データの解析
                │    関わる倫理        ─研究結果の作成
                └─研究結果の解釈に     ─研究結果の解釈(考察)
                   関わる倫理          ─研究報告書の作成
                                      ─研究の公表, 解説
```

チャート 57

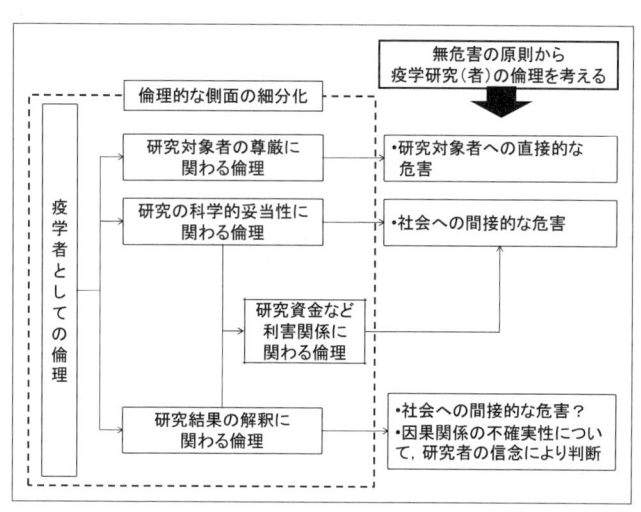

```
                                  無危害の原則から
                                  疫学研究(者)の倫理を考える
           倫理的な側面の細分化            ↓

                ┌─研究対象者の尊厳に    ・研究対象者への直接的な
                │  関わる倫理            危害
疫学者としての倫理─┼─研究の科学的妥当性に ・社会への間接的な危害
                │  関わる倫理
                │   └研究資金など
                │    利害関係に
                │    関わる倫理
                │                      ・社会への間接的な危害?
                └─研究結果の解釈に     ・因果関係の不確実性につい
                   関わる倫理            て, 研究者の信念により判断
```

チャート 58

に分類した3つの側面に対して，主に無危害の原則から整理します(**チャート58**)．第(2)節では，研究結果の解釈に関わる疫学研究者の信念の問題について考察します．第(3)節では，科学者の信念による研究結果への影響につい

ての事例を示します．第(4)節では，研究結果の解釈が難しい架空の疫学研究の事例を示します．なお，「利益相反に関わる倫理」(研究資金の授受による研究成果の公表内容への影響等利害関係に関わる倫理) は，研究の科学的妥当性を担保するために考慮されるべき一つの項目です．また，科学的妥当性が担保されたとしても，利益相反は研究結果の解釈に影響を及ぼすことが考えられることから研究結果の解釈に関わる倫理 (疫学研究者の良心を含む) とも関連があります．これについては第(5)節で概説します．

なお，本書では「倫理」という用語を用いずに「良心」という用語を用いることがあります．「良心」という用語は，普遍的な (時代や社会的な背景に左右されない) 善良性や道徳意識を意図した場合に用いました．例えば，「真実を追及することに対する誠実さや謙虚さ」は，科学者としての普遍的な善良性について言及していることから「良心」という用語を用いました．また，「良心」という用語は「人」や「人の行い」に対してのみ言及する場合に用いました (科学者の良心等)．

(1) 無危害の四原則からの疫学研究倫理の考察

▶研究対象者の尊厳に関わる倫理

「研究対象者の尊厳に関わる倫理」は，研究に参加することへの自由意思の尊重，研究対象者の個人情報の保護等，対象者個人の (意思の) 尊厳や人権の保護に関わる倫理です．医療倫理学では主に，研究対象者，あるいはより一般に，患者等の個人の尊厳に関わる倫理について論じられています．個人の尊厳に関わる倫理は，立場により考え方が異なります．例えば，尊厳死の問題を無危害の原則という立場から考えるとそれを認めることはできません．しかし，自律性の尊重という立場からは尊厳死は認められるものと思われます．また，受精卵を使った実験研究においても受精卵のヒトとしての生

命の扱いが問題となります．

　環境疫学研究は，人体への悪影響が懸念される事象への曝露を要因として検討することから，研究者がそのような要因を意図的に曝露させるような実験的な研究を行うことは倫理的に許されません．従って，研究対象者の尊厳に関わる倫理的な判断基準や考え方は，無危害の原則を遵守することが基本であると考えられます．

　疫学研究の計画および実施上，研究対象者の尊厳に関わる倫理について留意が必要な場面がいくつかあります（チャート57）．それは，研究の対象とする集団を計画するとき，要因やアウトカムとなる変数の測定について計画するとき，計画に基づき実際に測定しデータを収集するとき等です．また，研究結果の公表に際しては，個人情報が判るような形では公表しないことが原則であり（プライバシーの保護），このことも研究対象者の尊厳に関わる倫理に関連する事項です．

▶研究の科学的妥当性に関わる倫理

　「研究の科学的妥当性に関わる倫理」には無危害の原則により考察するべき側面以外に，科学者の良心ということから考察するべき側面があります．それゆえ，まず，研究の科学的妥当性に関わる科学者の良心とはどのようなものかを次の通り簡潔に示しておきます．

　科学者とは科学的真実を究明する者です．この定義が社会や時代により変化しない普遍的なものであるという前提においては，科学的妥当性のない研究を行うことは科学者としての良心に反することになります．そして科学者は，科学的に妥当な方法により得られた研究結果を忠実に公表することが求められます．当然のことですが，データの改ざん，ねつ造，科学者自身の仮説に対して都合のよい結果になるような取捨選択等をするようなことは，科学者の良心に反することになります．

▶科学的妥当性のない研究結果を公表することの害悪

次に，研究の科学的妥当性に関わる倫理について無危害の原則から考察します．科学的妥当性のない研究とは，科学的な方法論に照らして誤った方法を用いる等により，真実を導く可能性が低く研究結果の解釈ができない研究であり，重大なバイアスに影響されている可能性が高い結果を導くような研究です（チャート 57）．従って，科学的妥当性を有さない研究を社会において公表するということは，真実を反映していない可能性が高い情報を公表するということになります．そのような不確かな情報を一般市民が利用することにより，一般市民に対して健康上の被害（不安感等の精神的な被害を含む）を生じさせてしまうことが考えられます（チャート 58）．つまり，科学的妥当性のない研究の公表には，社会において不特定多数の人々の健康に影響を及ぼす可能性があります．それゆえ，研究の科学的妥当性に関わる倫理は，無危害の原則により判断が可能であるものと考えられます．また，科学的妥当性のない研究を（科学者が）実施することは，研究対象者を社会にとって無意味あるいは有害な研究に参加させることになり，研究対象者に対して非良心的です．それゆえ，非科学的な研究は善行の原則にも反することになり倫理的ではありません．

なお，研究の質が十分ではない研究であったとしても，バイアスの方向性について相応に予想が可能であり，結果の解釈に科学的妥当性があれば利用可能な情報となることもあり得ます．

▶研究結果の解釈に関わる倫理

「研究結果の解釈に関わる倫理」の問題は，疫学研究者の科学者としての良心と，疫学研究者が社会の一員として解決すべき研究課題に対して信念を持つことに関わる倫理の問題です．科学者は真実を追求する者として研究の結果として示される内容に対して中立的な立場から評価をすることが求めら

れます(チャート57).一方,ある社会問題に対して疫学研究者が純粋にひとりの社会市民として信念を持っていることは悪いことではありません(Last, 1991).それゆえ,環境・公害問題といった社会問題を研究テーマとする疫学研究者は,研究結果を解釈する際,あるいは,リスク情報の解説を行う際に「科学者としての良心に基づく中立性」と「社会市民としての個人的な信念に基づく特定の立場の支持」との間で内面的な葛藤を抱える可能性があります.

(2) 疫学研究者の良心に基づく中立性

前述の通り,科学者は真実を追求する者として研究の結果として示された事象に対してはその良心に基づく中立的な立場から解釈しなければなりません.リスク情報の解説を行う際にも同様と考えられます.一方,環境・公害問題等の社会問題への取り組みにおいて,環境疫学研究の結果に対する解釈,あるいは,リスク情報に関わる解説は,その環境・公害問題に対する疫学研究者の倫理観に基づく信念に影響されることが全くないとは言い切れず,疫学研究者が科学的には未解明な部分があることを認識しながらも科学的な判断を超えて特定の仮説を支持するような解釈や解説を行うことがあるように思われます.

▶結果の解釈と予防原則

疫学研究者がある研究に対して結果の解釈を行うとき,疫学研究者の信念により研究結果から得られた内容を超えて解釈を行うことは,研究の科学的妥当性を損なわせてしまいます.さらに,ある研究に対して,科学的妥当性が担保される範囲内で解釈を行う場合においても,疫学研究者の強い信念は,解釈や解説の内容にニュアンスとして影響を及ぼしてしまう可能性があるこ

とも否定できません．そのような研究結果の解釈は，特に，環境・公害問題に関わる場合には予防原則とも関連が深いものと思われます（第1章第(3)節参照）．疫学研究の結果を解釈するにあたり，因果関係の判断が微妙な場合において，疫学研究者が純粋に社会に貢献したいと願い，予防原則を適用するべきであるという信念に基づいて結果を解釈することがあることは否定できないものと思われるからです．

　このような疫学研究の結果の解釈に関わる倫理的な配慮は，疫学研究から得られたリスク情報に対して他の疫学研究者が解説を行う場合にも同様なものと考えられます．

▶学術論文における結果の解釈

　疫学研究を学術論文（疫学研究論文）として医学・疫学専門誌において発表する場合を例に研究結果の解釈に関わる疫学研究者の中立性について考察を加えます．

　疫学研究者は疫学研究を学術論文としてまとめる際に，解析結果に関わる不確実性や先行研究等の情報を考慮の材料として因果関係を推論し，研究の結論を示します（第3章第(4)節参照）．しかし，疫学研究者には科学者として科学的に得られた結果に対して忠実に公表するという良心がある一方で，自身の信念に合致する都合のよい解析結果の部分のみを研究結果として公表してしまう可能性もあります．また，ある疫学研究論文では，解析結果から結論を導く過程において，過去において実施された同様の先行研究の中からその疫学研究者の仮説に対して有利な情報だけが引用され，結果の一致性等が論じられている可能性もあります．さらに，そのような記述においては，研究目的に対する疫学研究者自身の信念が論調に影響を及ぼしている可能性もあります．

　第3章第(4)節に示しましたが，疫学研究論文の特徴は，「考察」のセクショ

ンにおける結論の導き方にあります．すなわち，その「考察」においては，研究で実施した主たる解析結果を要約し，同様の先行研究との比較を行い，生物学的メカニズムの根拠となる先行研究を示し，そして，当該研究で想定されるバイアスや研究の限界等を考察します．そして，それらの要素を勘案したうえで，研究としての結論（どの程度強く因果推論するか）を導きます．理想的な研究は，研究としての結論を適用したいと考える集団全体を対象として調査することですが，しかし，現実の疫学研究では，ある限られた源泉となる集団から抽出された一部の集団を対象として調査します．それゆえ，源泉となる集団の設定や対象者の抽出のされ方によっては，研究から得られた結論（関連性）を一般化して言及することが難しい場合があります．研究の結論は，研究目的に呼応する形で示されるので，「化学物質Aと疾患Bとの関連性を検討する」という研究目的に対しては，「AとBの関連性が認められた」という一般化された結論が理想です．しかし，前述の通り，調査の対象となった集団が研究の結論を適用したい（一般化したい）と考える集団を正確に反映されていなければ，一般化された結論を示すことは難しいものとなります．それゆえ，例えば，「Xという特質を持つ集団においては，AとBとの関連性が支持された」のように，対象とする集団を限定したうえで関連性を結論することもあります．

このようなことから，原因と健康上のアウトカムとの関連性の判断が難しい場合には，結論が保留されることもあります．そのような場合の結論の記述としては，「Xという特質を持つ集団においては，AとBとの関連性が疑われる」，あるいは，「〜関連性がある可能性がある」等の曖昧な表現が用いられることもあります．

このように，疫学研究論文の考察や結論の記述には論文を執筆する疫学研究者の裁量があり，そこには疫学研究者の信念がニュアンスとして滲み出る可能性があります（チャート59）．特に，因果関係の判断が微妙な場合にお

```
┌─────────────────────────────────────────────┐
│           因果関係を判断するうえで              │
│             信念はバイアス？                    │
│                                               │
│ ・科学的妥当性が担保されていても，研究者によって解釈や│
│   ニュアンスが変わる可能性                      │
│         nuance：意味などの微妙な差異           │
│         無理な解釈は非倫理的 →論文なら査読でチェック│
│   ニュアンスが変わると                          │
│  ⇒情報の受け手（非専門家）の受け取り方が変わる   │
│       科学ジャーナリストの信念も入り込み，さらに複雑に… │
│  ⇒一般市民への伝達のされ方に影響する可能性       │
│  ⇒世論の形成に影響する可能性                    │
│  ⇒訴訟における判決に影響する可能性              │
│  ⇒政策に影響する可能性                          │
└─────────────────────────────────────────────┘
```

チャート 59

いては，その記述は疫学研究者の信念に左右されることが考えられます．それが科学的妥当性を有する範囲内においては問題とされません（一般に査読の過程でもチェックされます）．

しかし，このような疫学研究論文における考察から結論に至る過程と結論における曖昧な表現こそ，疫学研究者の信念に関わる倫理が問われるところではないかと考えます．なぜならば，疫学研究の成果がリスク情報として発信される際には，あるいは，疫学研究者によりリスク情報の解説が行われる際には，疫学研究者の信念が滲み出たニュアンスは非専門家の情報の受け止め方に影響する可能性があるからです（第6章参照）．

(3) 科学者の信念による研究結果への影響

▶水俣病タリウム説

科学者の信念による科学的な研究の結果に対する解釈の偏りは，疫学研究だけに該当するものではありません．科学者の信念が強いあまりに，真実とは異なった実験研究の結果が集中的に示された事例として，水俣病の原因物

質を探索していた時期に発表された水俣病タリウム説があります．タリウムは原子番号 81 の重金属です．

　1956 年 5 月に水俣病の発生が公式に認められた後，熊本大学医学部が中心となりその原因物質の解明が取り組まれていました．しかし，水俣病の原因物質の解明は遅々として進みませんでした．その頃の状況を，その当時の神経精神医学教室教授宮川九平太は自身の論文のなかで，

> 「我々の大学の医学部の各教室では，上に述べた様な地域（筆者注：前段落で水俣地域の歴史と地理を述べている）で発生をみたこの水俣病の原因を明らかにするために，ここ一，二年以来それぞれ研究を行っている．そしてこの病の原因が金属又は類金属の中毒によると言う成績を得ている．然し或る教室では，この原因としてセレンを重要視し，或る教室ではマンガンを重要視すると言う具合であって，こうしたものの中の如何なるものが主役を演じているかに就いては，未だ意見の一致をみていない．」(宮川，1959)

と述べています（チャート 60 ①）．当時，神経精神医学教室でも水俣病の原因物質の解明のために様々な無機化合物を投与する動物実験が行われていたようです．そして，それらの研究成果をまとめるにあたり，宮川は，

> 「我々の教室では，この病の原因は，タリウムによるものであるとの結論に到達しているのであるが，我々は，この結論に至ったまでの研究の経過と結果とを，今後漸次この誌上に発表して大方の叱正を乞うことにした．」(宮川，1959)

と述べています（チャート 60 ②）．それらの一連の研究は動物実験であり，

> **水俣病タリウム説**
>
> ① 「我々の大学の医学部の各教室では，上に述べた様な地域（筆者注：前段落で水俣地域の歴史と地理を述べている）で発生をみたこの水俣病の原因を明らかにするために，ここ，二年以来それぞれ研究を行っている．そしてこの病の原因が金属又は類金属の中毒によると言う成績を得ている．然し或る教室では，この原因としてセレンを重要視し，或る教室ではマンガンを重要視すると言う具合であって，こうしたものの中の如何なるものが主役を演じているかに就いては，未だ意見の一致をみていない．」
>
> ② 「我々の教室では，この病の原因は，タリウムによるものであるとの結論に到達しているのであるが，我々は，この結論に至ったまでの研究の経過と結果とを，今後漸次この誌上に発表して大方の叱正を乞うことにした．」

チャート60

出典：宮川（1959）

具体的には，タリウムを投与した猫の症状と水俣湾産の魚介類を餌にした猫の症状が同じであるかを比較するというような研究デザインでした．当時，水俣病の決定的な原因候補物質が見当たらなかったなかで，タリウム中毒は症状としては水俣病の症状との共通点があったのではないかと推察されます．そして，宮川は科学者の信念として水俣病タリウム説の支持を打ち出したのであろうと思われます．しかし，非専門家においては，「この病の原因は，タリウムによるものであるとの結論に到達している」という科学者（専門家）の強い表現により，それが真実であるかのように捉えられてしまう可能性があったのではないでしょうか．

このように，科学者の信念が研究結果への解釈に影響を及ぼす可能性があります．しかし，一方で，「大方の叱正を乞う」という記述は，科学者として断言できない心情が現れていたのかもしれません．つまり，科学コミュニティにおいて議論するための問題提起としての表現であったのかもしれません（そして，専門誌への発表内容が非専門家へリスク情報として発信される可能性があったことを考慮していなかったのかもしれません）．

▶予防原則の適用についての論点

　なお，この当時において，予防原則を適用してタリウムを規制するべきだったかという論点があります（第1章第(3)節参照）．それに対する正答はないものと思われますが，疫学研究者の立場としては，予防原則を適用して制限するべき原因となる事象は，タリウムという物質そのものではなく，水俣湾産の魚介類の摂取と工場廃水の一般環境中への排水です．なぜなら，疫学研究から原因の疑いがある事象として示されたものは水俣湾産の魚介類の摂取であったからであり，また，水俣病の原因物質はその発生状況から，魚介類を介した感染症，腐敗，あるいは生物毒というよりも，化学毒の可能性が強く，かつ，その汚染源としては水俣病が集中発生した地区近隣に立地し，廃水を水俣湾に排出していた新日本窒素肥料水俣工場が疑われていたからです．なお，工業製品の生産過程において不要物として生じるタリウム等の物質は，水俣病発生との関わりはなかったとしても，十分な処理をせずに自然界に垂れ流すようなものではないでしょう．

(4) 疫学研究者により異なる結果の解釈（DDTのリスクの仮想例）

　ある環境疫学研究の結果として，要因と疑われる環境汚染への曝露と健康影響の関連性の判断が微妙な場合には特に，疫学研究者間で因果関係の判断が異なります．生物学的メカニズムが説明できないから消極的な因果推論をする疫学研究者もいれば，生物学的メカニズムは今後解明されていくであろうという推測のもと積極的な因果推論をする疫学研究者もいるものと思われます．その判断は，背景にある社会問題に対して信念的に中立な立場にある疫学研究者であったとしても，異なることがあると思われます．

　具体的に，殺虫剤や農薬として使用されていた有機塩素系殺虫剤DDT

> **DDTの健康影響**
>
> - DDTは本来自然界には存在しない人工の化合物である．その殺虫効果が1939年に確認されて以来，病害中の駆除剤に使用され，公衆衛生上マラリア対策に有効であることが周知となっている．一方，一般環境中に広く拡散してしまい，食物連鎖による生物濃縮があることが認められている．このような人工的に合成された化学物質の拡散により生態系全体において悪影響が出ているのではないかと危惧されている．人間に対する具体的な健康被害については，十分に研究されていないが，ほとんどの研究で否定的であったが，一方で，女性が小児期以前にDDTに曝露すると成人期以降の乳がんの相対危険度が高まるという報告もなされている*．
>
> *Cohn BA, Wolff MS, Cirillo PM, Sholtz RI. DDT and breast cancer in young women: new data on the significance of age at exposure. Environmental Health Perspectives. 2007; 115: 1406-1414.

チャート61

(Dichloro diphenyl trichloroethane)（チャート61）と乳がんとの関連性の検討を目的とした，次のような架空の研究例を考えてみます．

「疫学研究者Xは，20歳代の妊婦の血中DDT濃度と乳がんとの関連性を検討することを目的に疫学研究を実施した．研究デザインは1970～75年に20歳代の妊婦を適切にサンプリングして対象としたコホート研究のデータを用いたコホート内ケース・コントロール研究とした．そのコホート研究の対象者の中から，1980年以降，乳がんと診断された30人と，乳がんとは診断されていない30人を抽出し，1970～75年当時に採血・凍結保存されていた血液中のDDT濃度とその後の乳がんの発生との関連性を検討した．その結果，DDT低濃度群に比較し，中濃度群の乳がんのリスク比の近似としてのオッズ比は1.8（95％信頼区間：0.45-7.28），高濃度群の乳がんのオッズ比は2.4（95％信頼区間：0.40-14.5）となった（チャート62）．疫学研究者Xは，妊婦においては血中のDDT濃度と乳がんには関連性はないと結論した．」

疫学研究の結果(仮想例)

DDT濃度	ケース	コントロール	オッズ比	(95%信頼区間)
高	4	2	2.4	(0.40 – 14.5)
中	6	4	1.8	(0.45 – 7.28)
低	20	24	1	(参照カテゴリ)
合計	30	30		

チャート62

　この研究の解析結果は統計的に有意な関連性はなく，また，95％信頼区間の幅も広いことから，導かれる結論としては積極的に関連性を支持することは難しいということには異論はないものと思われます．このような場合に研究の結論としてはおおむね次の3つが考えられます．(A)「20歳代妊婦においては，DDTと乳がんには関連性はない」，(B)「20歳代妊婦においては，DDTへの曝露は乳がんの原因となっている可能性がある」，(C)「判らない」という結論です．

　(A)は，統計的に有意な水準ではなく，95％信頼区間の幅も広く，また，複数の先行研究の多くが関連性を見出していなかったという先行研究との一致性に鑑みた結論です．一方，(B)は，点推定値としては発生を促進する方向にあること，および，軽微ではあるがDDT濃度が高くなるほど乳がんのオッズ比が高くなるという用量反応関係の傾向がみられたことを考慮した一方で，その95％信頼区間の幅は広く，不確定要素が大きいことから関連性ありとは判断せず結論を保留したものです．(C)については，究極的な結論であり，疫学研究者の本音であるかもしれません．

　(A)に対しては，この研究結果からは，対象者数が不十分であった研究であり，妊婦において絶対に関連性がないと言い切れるのかという批判があるものと思われます．一方，(B)に対しては，「可能性がある」という弱い示

唆ではありますが，95％信頼区間の幅が広く推定の精度の低い研究においてDDTが乳がんの原因であると示唆するような結論は適切ではないという批判があるかもしれません．さらに，(B)の結論を突き詰めると，「この研究からは，DDTと乳がんとの関連性は判らなかった」という(C)の結論となります．このような場合，DDTの生体影響に関わる他の実験研究等の情報によって解釈は異なってくる可能性があります．

　疫学研究者は，「関連性がある」という解析結果を得たとしても，「関連性がない」という解析結果を得たとしても，その関連性が真実を反映しているかを疑い，慎重に結論を導きます．

　なお，本来，科学論文において予防原則が考慮されることはありません．しかし，論文として発表された内容に対して，疫学研究者を含む第三者がその論文に対して評論する場合に，予防原則の視点をもってコメントすることはあるものと思われます．それは，研究から得られた科学的事実に対する中立的な評論を超えて予防原則を強く打ち出したいというその第三者の信念に影響された結果であると考えられます（第(2)節参照）．

(5) 利益相反に関わる倫理

　利益相反（Conflict of interest）に関わる倫理とは，研究の科学的妥当性を担保するうえで必要な倫理であり，科学者の良心に基づいて対処する問題であると考えられます．利益相反は「利害の衝突」とも言われ，その意味として疫学辞典（Porta, 2008）には，

> 「ある人が既得権益をもっているときに，その人の客観性が損なわれること（例えば，専門家による査読や研究結果において）．これは，その人が当該研究，報告書，あるいは専門的活動において，何らかの側面から，

金銭面あるいはその他の方法（昇進，終身地位保証，名声）で利得を得ることができたときに生じる．」(Porta, 2008)

と解説されています．利益相反による害悪は，社会および科学の両方に対して，良心的ではない科学者の対応から生じるものです．例えば，研究資金の提供元に対して有利になるような研究を行うこと，研究結果が研究資金の提供元に対して不利になるような研究は公表しないといったこと等です．より具体的な例として，製薬企業と医学研究の問題をあげます．ある製薬企業から研究資金の支援を受けて，その製薬企業で開発した薬剤の効果を検証するような疫学研究を行った場合に，その製薬企業に有利になるような研究成果については積極的に公表し，不利になるような成果については公表を避ける，というような情報の操作をするような事例です．つまり，研究者が研究資金の提供者からの利益を期待する等の利己的な動機から，研究の科学的妥当性を犠牲にして情報を直接的にあるいは間接的に操作することです．このような問題を明らかにするために，医学専門誌に公表された薬剤の効果に関わる学術論文の利益相反について調査を行った研究があります (Als-Nielsen, 2003)．その研究では，ランダム化比較試験による薬剤の効果を検討した 370 の研究について，研究資金の提供者とその結論の記述内容を分析しました．解析の結果，非営利団体から研究資金の提供を受け実施された研究のうち「効果を検討した薬剤の使用を推奨する」という結論となっていた研究は 16％でしたが，営利団体から研究資金の提供を受け実施された研究では 51％でした．さらに，様々な交絡要因で調整しても，営利団体から研究資金の提供を受け実施された研究では，非営利団体から研究資金の提供を受け実施された研究よりも，約 5 倍の研究で効果を検討した薬剤の使用を推奨する結論となっていたと報告しました．

　この研究のように，研究資金源と研究の結論との間に関連性があること

は，いくつかの調査により指摘されています．そのような研究においても様々なバイアスがあり，一概には判断できませんが，このことは現実問題として科学者としての基本的な良心，すなわち，真実を追求することに対する誠実さや謙虚さをもって研究に臨むということから逸脱している科学者が世の中には存在しているかもしれないということを示唆しています．

第6章

リスク情報のコミュニケーション

(0) 緒言 —— リスク情報の〈リスク〉とは

　一般市民等の非専門家が環境疫学研究から得られたリスク情報を読み解く能力＝リスク・リテラシーの向上のためには，まず，〈リスク〉の定義に関わる理解を深めることが必要です．社会に溢れる情報のなかで〈リスク〉は様々に定義されています．専門家と非専門家の間の双方向のコミュニケーションのなかで用いられる〈リスク〉，あるいは，マス・メディア等を通じて専門家から発信される情報のなかで用いられる〈リスク〉という用語は，〈リスク〉を示す科学的な指標として厳格に定義された専門用語として用いられている場合と，そうではない日常語として用いられている場合があります．そして，専門用語としての〈リスク〉も学問領域により多様に定義されています．本書では環境・公害問題を扱ううえでの専門用語としての〈リスク〉を『環境リスク』と『健康リスク』に大別し，さらに，生起確率として捉えた場合と期待値として捉えた場合に整理しました（**チャート14**）（第2章第(1)節参照）．そのなかでは，疫学（および医学）の専門用語としての発生割合（あるいは発生率）を意味するリスクは『生起確率としての健康リスク』であると整理しました．さらに，〈リスク〉を期待値と考えた場合，『期待値としての健康リスク』は，想定される事態における健康上のアウトカム（イベント）の発生者数とその事態の生起確率との積を可能性のある全ての事態に

ついて求め，それらの総和により求められる指標（期待値）として整理しました．

▶本章のアウトライン

　本章の目的は，疫学研究から得られたリスク情報に関わるコミュニケーションを論じることです．その内容は，既に前章までに述べてきたことと重複するところがありますが，第(1)節では，疫学研究により得られたリスク情報として発信するべき水準の内容であるかの判断（その前提としての環境疫学研究の質）についての要点をまとめます．第(2)節では，因果関係の不確実性についての要点をまとめます．第(3)節では，疫学研究から得られたリスク情報の発信の事例（環境疫学研究に関わる架空の報道記事）を示します．そして，第(4)節以降は，疫学研究者（専門家），マス・メディア，非専門家において疫学研究により得られたリスク情報を発信する，受信する，あるいは，コミュニケートするうえでの留意点について考察します．

　なお，『リスク・コミュニケーション』という用語のもとに，〈リスク〉に関わる情報のコミュニケーションに関わる方法論が論じられています．『リスク・コミュニケーション』の定義としては

　　「ひとの健康または環境に対する〈リスク〉についての個人・集団・組織間の双方向的（相互作用的）な情報（意見）交換の過程」(NRC, 1997)

とされています．その中の〈リスク〉の定義は，コミュニケートする情報により異なるものと考えられます．

(1) 発信する価値のあるリスク情報(コミュニケーションの前に(1))

　疫学研究から得られたリスク情報として一般市民等の非専門家へ発信あるいは双方向的なコミュニケーションが必要な情報は，科学的妥当性が十分に高いものであることが必要です．疫学研究から得られたリスク情報の科学的妥当性の評価ポイントは，疫学研究のデザインとバイアスにあります．疫学研究のデザインは，記述疫学研究と分析疫学研究に大別されることを第3章第(1)節で示しました．記述疫学研究から得られたリスク情報は，分析疫学研究から得られたリスク情報よりも因果関係を推論する際の証拠としての水準が低いものと評価されます．

　しかし，分析疫学研究を行ったとしても，対象集団の設定方法が不適切であったり，要因や健康上のアウトカムの測定方法が不適切であったりすること等に起因するバイアスの制御が十分になされていない場合には，因果関係の証拠としては不十分（あるいは不適切）な情報と評価されます．バイアスは，選択バイアス，情報バイアス，および，交絡バイアスに大別されることを第3章第(2)節で示しました．疫学研究を評価する際には，研究結果にどのようなバイアスが含まれている可能性がどの程度あるのか，ということを十分に検討する必要があります．ただし，場合によってはバイアスが含まれている研究結果であっても，科学的に妥当な解釈が可能なこともあります（第5章第(1)節参照）．

(2) 疫学情報の2つの確率的要素(コミュニケーションの前に(2))

　疫学研究から得られたリスク情報を発信あるいは双方向的にコミュニケートするうえで，情報の発信者が受信者に理解を促すべき重要な二つの確率的要素があります（チャート63）．一つは，要因の有無に関わらず，死亡や罹

> **2つの確率的要素**
>
> **疾患等の発生（チャート41参照）**
> - 個人としては要因があっても，要因がなくても疾患は発生する可能性がある
> - グループとしては要因があると疾患が発生する確率が高くなる
>
> **偶然性（チャート35参照）**
> - 調査対象者として母集団から抽出された標本集団において，要因があるグループと要因がないグループでの発生割合の差
> - 抽出された集団において偶然差が見られただけで，もう一度抽出し直して調査を行えばその差は見られなかったかもしれない．あるいは，真実（母集団）を調査すれば差はみられないかもしれない

チャート63

患等健康に関連したイベントは集団において確率的に発生するということであり（第4章第(0)節および第(2)節参照），もう一つは，発生割合そのもの，あるいは，発生割合の差（リスク差）や比（リスク比）等の指標が解析結果のような値となる事象には確率的な要素が含まれているということです（第3章第(3)節参照）．

まず，健康に関連したイベントは集団において確率的に発生するということを例示します．疫学研究では集団において確率的に発生する疾患に対して，集団間で発生割合（あるいは発生率）の高低を比較することにより因果関係（集団的因果関係）を推論することが基本的な考え方とされています．つまり，疫学研究は基本的に，要因と健康に関連したイベントの個人としての因果関係を解明するための研究ではなく，集団としての因果関係を推論するための研究です．それゆえ，疫学研究により要因Xを保有するグループは，その要因Xを保有しないグループよりも疾患Aの発生割合が高かったという結果が得られ，要因Xと疾患Aの因果関係が推論されたとしても，個人をみると，要因Xを保有していたとしても疾患Aが発生しない人が存在し，また，要因Xを保有していなかったとしても疾患Aが発生する人が存在す

るということがあります (第4章第(0)節および第(3)節参照).

次に，発生割合そのもの，あるいは，発生割合の差や比等の効果の指標が解析結果のような値となる事象には確率的な要素が含まれるということを例示します．ある健康な1万人の集団 (母集団) から100人の調査対象者 (標本集団) を抽出して1年間調査したところ10人に疾患Bが発生したとき，この調査から求められる発生割合は10%です．しかし，その数値 (10%) は，別の100人を調査対象者として抽出し直した場合でも同じ結果となるかは保証されません．一般に，疫学研究は研究の成果を適用したい集団から対象者を抽出して調査を行います．もし，異なる100人を抽出し1年間観察すれば，疾患Bの発生は12人であったかもしれません．このように，発生割合あるいは発生割合の差や比が解析結果のような値となる事象についての確率的要素とは，母集団からのランダム抽出 (あるいは，ある集団に対するランダム割り付け) による不確実性 (ばらつきの可能性) です．その不確実性は，統計的検定の結果 (p値) や信頼区間により示されます (第3章第(3)節参照).

疫学研究から得られたリスク情報を発信あるいは双方向的にコミュニケートする場合には，情報の発信者は使用する用語に対して受信者と共通の認識が得られるように留意するべきであり，そして，前述の2つの確率的な要素や不確実性について，受信者が適切に理解できるように留意する必要があるものと思われます．

(3) リスク情報の発信の事例 (磁場と小児白血病)

本節では，疫学研究から得られたリスク情報の発信について，「見出しの適切性」，「専門用語の説明の必要性」，および，「推定値の不確実性に関わる記述の必要性」を論点として考察します．そのために，送電線等から発生する50〜60 Hzの商用電源周波数領域の磁場 (以下，磁場という表記は50〜60

Hzの商用電源周波数領域の磁場を指します）と小児白血病との関連性に関わる過去の記事から考案した架空の新聞記事を題材とします．さらに，その記事の情報源となった実在の疫学研究に対して解説を加えることを試みます．なお，高磁場への曝露とがんの発生等との関連性は1970年代後半から疫学研究論文等により発表されてきましたが，その関連性は未だ解明されていない部分を残しています．これまでの疫学研究からは，おおむね 0.3〜0.4 μT（マイクロテスラ）を超えるような磁場で小児白血病の発生割合が高まる可能性があることが示唆されています (Ahlbom, 2000; Greenland, 2000)．

▶見出しの適切性

2000〜2002年に日本で磁場と小児白血病の関連性を調査した大規模な疫学研究が行われました (Kabuto, 2006)．その研究の解析結果は，高磁場への曝露が小児白血病の発生に対して促進的であるということを示していました．そして，その結果は先行研究と同様の傾向を示していました (Ahlbom, 2000; Greenland, 2000)．しかし，リスク比の近似としてのオッズ比の推定の精度を示す95％信頼区間の幅は広いものでした（**チャート64**）．このような研究の結果に対して次のような見出しの記事が掲載されたとします（架空例）．

「超低周波の磁場により小児白血病の発症リスクが倍増」
「疫学の全国調査で確認される」

これらの見出しは，断言的であり，曝露と疾患の発生の因果関係について強い印象を与えるのではないでしょうか．また，因果関係を「確認」したと受け取られかねない表現や，「超低周波の磁場により小児白血病の発症率が倍増」と言い切る表現は，研究結果の不確実性を考慮すると，疫学の専門家

1週間平均磁場曝露量と白血病の関連性(単変量解析)			
寝室磁場(μT)	急性リンパ性白血病と急性骨髄性白血病計		
	ケース	コントロール	オッズ比(95%信頼区間)
0.1以下	276	542	1(参照カテゴリ)
0.1-0.2	18	36	0.91 (0.50-1.63)
0.2-0.4	12	20	1.12 (0.53-2.36)
0.4超	6	5	2.56 (0.76-8.58)
合計	312	603	
寝室磁場(μT)	急性リンパ性白血病		
	ケース	コントロール	オッズ比(95%信頼区間)
0.1以下	223	447	1(参照カテゴリ)
0.1-0.2	14	29	0.87 (0.45-1.69)
0.2-0.4	8	16	1.03 (0.43-2.50)
0.4超	6	3	4.67 (1.15-19.0)
合計	251	495	

チャート 64

出典:Kabuto (2006)

の立場からは躊躇される表現です.しかし,このような表現方法を用いた見出しは,健康関連の記事において日常よく見られるのではないでしょうか.

マス・メディアにおいては,情報の発信の手段を問わず見出しが重要と考えられます.読者(あるいは視聴者)に情報のインパクトを与えるためには,見出しは簡潔であり,かつ,内容を一瞬で把握させることが必要です.反面,それは情報としての正確さを損ないうることにもなります.

▶専門用語の解説の必要性

マス・メディアにおいては情報を伝達するための資源(記事であれば紙面,放送であれば時間等)が限られており,一つ一つの専門用語について十分な解説を付すことは通常できないものと考えられます.前述の架空の記事の見出しにおいては「超低周波の磁場」とは何のことなのか,用語に対する解説が必要となります.また,「発症リスク」という用語に対する解説も必要と考

えられます.疫学では一般に,リスクを示す具体的な効果の指標は,発生割合あるいは発生率です.しかし,〈リスク〉に関わる他の学問領域では期待値等を〈リスク〉の定義としている場合もあります(第2章第(2)節参照).また,〈リスク〉には,指標として明確に定義された〈リスク〉と,一般に広く用いられる言葉としての〈リスク〉の意味(包括的に危険という意味)があります.「発症リスク」とはどのような指標であるのかを記事なかで解説することにより,内容をより正確に示すことができます.さらに,専門用語ではありませんが,「疫学の全国調査」についても説明が必要かもしれません.

▶推定値の不確実性に関わる記述の必要性

この架空の記事の見出しに続く記事に,

> 「超低周波の磁場が 0.4 μT(マイクロテスラ)超の居住環境においては 0.1 μT 以下の居住環境と比較した場合に,小児白血病の発症リスクが2倍以上になる.」

という記述があったとします.これは小児において白血病の発生割合の比が期間を問わず一定という仮定のもとでその近似であるオッズ比が2倍以上と推定されたということを意図しているものですが,推定の精度(不確実性)については触れられていません.この研究の結果をもう少し正確に示すと,

> 「送電線や家庭用電化製品等の電力の使用に伴う 50 Hz〜60 Hz の超低周波の磁場が 0.4 μT 超の居住環境においては,0.1 μT 以下の居住環境と比較したときに,各居住環境下での小児 100 人あたり白血病(急性リンパ性白血病と急性骨髄性白血病)が発症する人数(割合)の比(近似としてのオッズ比)は 2.56 倍であり,その 95%信頼区間は 0.76〜8.58 である.」

ということになります (チャート64). しかし, このような記述は記事としては冗長ですし, オッズ比や95％信頼区間の意味を解説する必要も生じます. いかに文字数を絞り, 正確に真実を伝えられるかということは, 疫学研究者のリスク情報に対する解説能力とマス・メディア記者の手腕にかかっています.

▶〈リスク〉の許容・非許容の判断に影響する指標

〈リスク〉の許容・非許容の判断を行う際に有用と考えられる2つの指標を先述の疫学研究 (Kabuto, 2006) から得られた結果を例に示します. その研究においては, 小児白血病を急性リンパ性白血病に限定した場合には, 0.1 μT以下の曝露に比較したときの0.4 μT超の曝露によるオッズ比は4.67倍 (95％信頼区間：1.15～19.0) という結果が得られています (チャート64下段). 以下の検討ではその疫学研究で得られた急性リンパ性白血病のオッズ比を全ての小児白血病のオッズ比と読み替えました (少し乱暴な仮定です). つまり, 以下に示した2つの指標の推計は, 0.4 μT超の高磁場への曝露による小児白血病のオッズ比が4倍程度であった場合の推計です.

▶寄与危険割合を示す

有用と考えられる一つ目の指標は寄与危険割合です (第4章第(5)節参照). ここで, オッズ比はリスク比の近似であり, これらの指標を総じて相対リスク (Relative risk; RR) とします. もし, 真実として0.4 μT超の高磁場への曝露による小児白血病の相対リスクが4倍程度あったとしたら, 高磁場への曝露により小児白血病に罹った患者のうち, 真に高磁場への曝露が影響して小児白血病に罹った患者は75％ (＝[RR－1]/RR) となります. つまり, 0.4 μT超の高磁場への曝露グループの小児白血病患者においては, その75％は高磁場への曝露が原因となって小児白血病に罹ったということを示しています

(チャート53).このような解説を加えることは,リスク情報の受け手の〈リスク〉への理解を深めるものと考えられます.

▶集団寄与危険割合を示す

有用と考えられる2つ目の指標は集団寄与危険割合です.これは,先述の疫学研究のデータ(Kabuto, 2006)の他,日本の小児白血病の発生割合は10万人あたり年間3〜5人という付加的な情報(統計に基づく確実な情報ではありませんが)と合わせることにより,次のように考察することが可能です(チャート65).

まず,小児白血病の発生割合が極めて低いので,一般集団における0.4 μT超の高磁場への曝露がある者の割合は,先述の疫学研究のコントロール群(白血病ではない小児)で0.4 μT超の高磁場への曝露がある小児の割合と同値であると仮定します.これによると高磁場への曝露がある小児の割合は0.6%(495人のうち3人)程度と推計されます(**チャート64下段**).日本の15歳以下の人口をおよそ1900万人としてこの曝露割合を乗じると,0.4 μT超の高磁場への曝露がある小児は日本国内に11万人程度存在すると推計されます.

次に,0.4 μT超の高磁場への曝露がない集団での白血病の発生割合と,0.4 μT超の高磁場への曝露がある集団での白血病の発生割合を求めます.0.4 μT超の高磁場への曝露がない集団は全体の99.4%と大多数を占めていることから,この集団での白血病の発生割合は,一般に示されている発生割合,すなわち,10万人あたり年間3〜5人と仮定します.ここでは,簡略化のため0.004%とします.この数値を用いると,相対リスクを4倍と仮定した場合には,0.4 μT超の高磁場への曝露がある集団での白血病の発生割合は0.016%(=0.004%×4)となります.これらの値から0.4 μT超の高磁場への曝露があることによる白血病の超過リスク(リスク差)は0.012%(=0.016%−0.004%)と推計されます.この状況を図示すると**チャート66**のようになり

磁場の小児白血病へのリスク
研究結果（Kabuto, 2006）をもとに

項目	数値	備考
15歳以下人口	1900万人	人口動態統計から
全体のリスク，及び，近似的に0.4μT以下の曝露があったときのリスク(A)	0.004%	研究結果からコントロールの曝露分布から一般集団における0.4μT超の磁場への曝露割合は1%未満と予想され，0.4μT超の曝露があったときの白血病発生数は全体或いは0.4μT以下の曝露があったときの白血病発生数への寄与は小さいと考えられることから，全体のリスク及び0.4μT以下の曝露があったときのリスクを，年間10万人あたり3〜5人といわれている白血病の発生割合を適用．ここでは10万人あたり4人とする
0.4μT超の曝露があったときのリスク(B)	0.016%	研究結果では0.4μT以下の曝露と比較したときの0.4超の曝露があったときのオッズ比は約4.0であったことから，相対リスクを4.0として，0.4μT以下の曝露があったときのリスクに乗じる
リスク差（発生割合の差）	0.012%	AとBの差による過剰リスク（リスク差）
0.4μT超曝露人数	11万人	研究結果からコントロールでは0.4μT超の磁場への曝露割合0.6%であった．白血病の発生割合は低いことから，近似的にコントロールでの0.4μT超の磁場への曝露割合を全体での曝露割合として，1900万人×0.6%
0.4μT超曝露が真に影響した発生者数	13人	11万人×0.012%

チャート65

ます．なお，疫学研究（チャート64下段）の結果においては，$0.1\ \mu T$以下の磁場への曝露と比較したときに，$0.4\ \mu T$以下の磁場への曝露による超過リスクは認められないことが示されています．

前述において，$0.4\ \mu T$超の高磁場への曝露がある集団は約11万人と推計しました．従って，この集団における白血病の発生数は年間18人（＝11万人×0.016%）と推計され，また，$0.4\ \mu T$超の高磁場への曝露よる白血病の過剰発生数は超過リスクから年間13人（＝11万人×0.012%）と推計されます（チャート65）．一方，小児白血病患者は日本では年間774人（＝18人＋1889万人×0.004%）の発生と推計されます（チャート66）．この774人のうち13人（1.7%）は$0.4\ \mu T$超の高磁場への曝露が原因となって白血病を罹患したということになります．つまり，日本国内から$0.4\ \mu T$超の高磁場への曝露が

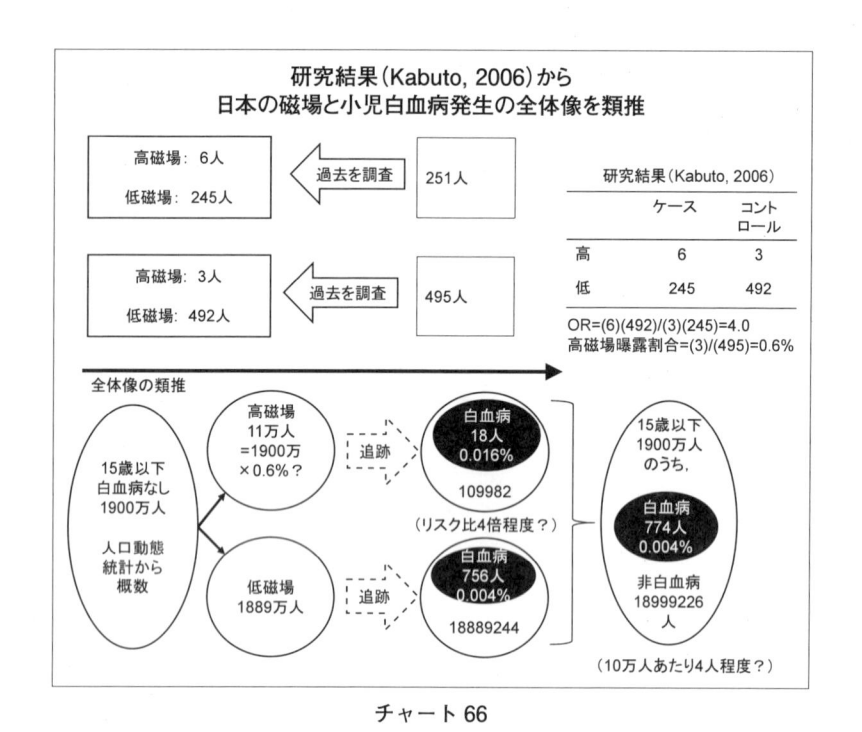

```
                研究結果（Kabuto, 2006）から
            日本の磁場と小児白血病発生の全体像を類推
```

| 高磁場: 6人
低磁場: 245人 | ←過去を調査 | 251人 |

研究結果（Kabuto, 2006）

	ケース	コントロール
高	6	3
低	245	492

| 高磁場: 3人
低磁場: 492人 | ←過去を調査 | 495人 |

OR=(6)(492)/(3)(245)=4.0
高磁場曝露割合=(3)/(495)=0.6%

全体像の類推

- 15歳以下 白血病なし 1900万人 人口動態統計から概数
  - 高磁場 11万人 =1900万×0.6%？ →追跡→ 白血病 18人 0.016% / 109982 （リスク比4倍程度？）
  - 低磁場 1889万人 →追跡→ 白血病 756人 0.004% / 18889244

15歳以下1900万人のうち，白血病 774人 0.004％ 非白血病 18999226人

（10万人あたり4人程度？）

チャート 66

あるような状況を完全に無くすという予防対策をとることにより，小児白血病の発生数を年間1.7％減少させることが可能であるということを示しています．この割合を集団寄与危険割合といいます（チャート67）．

　高磁場への曝露があり，かつ，小児白血病に罹患した者のうち，高磁場への曝露が真に影響して罹患した者の割合，すなわち，寄与危険割合は，相対リスクが4倍であれば75％となり，高磁場への曝露があるなかで小児白血病に罹患した場合には，その原因は高磁場への曝露である可能性が高いものと思われます．一方で，1年間に小児白血病に罹患した患者集団のなかで，高磁場への曝露が真に影響して罹患した者の割合，すなわち，集団寄与危険割合は1.7％であり，ここでの仮定においては実数としては年間約13人と推

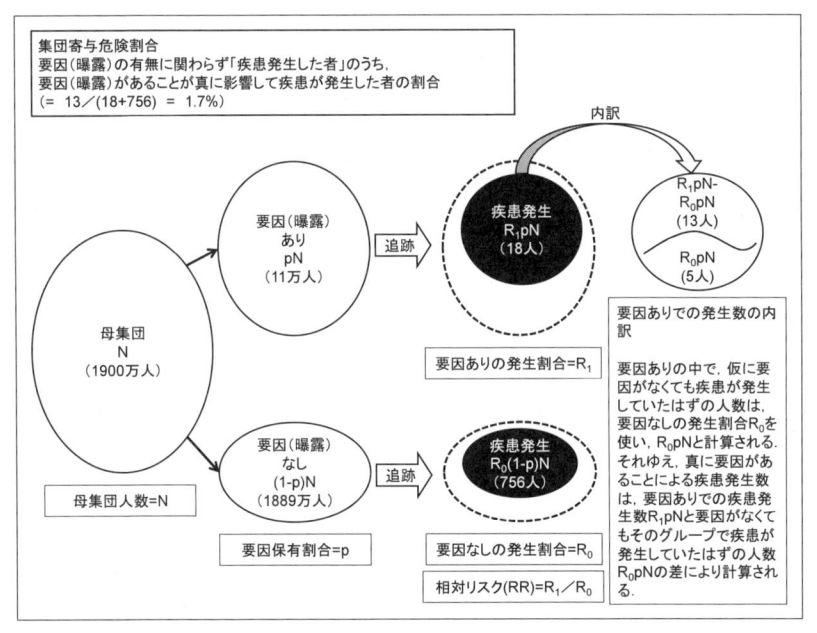

```
集団寄与危険割合
要因（曝露）の有無に関わらず「疾患発生した者」のうち，
要因（曝露）があることが真に影響して疾患が発生した者の割合
（＝ 13／(18＋756) ＝ 1.7％）
```

内訳

母集団 N（1900万人）
　→ 要因（曝露）あり pN（11万人） → 追跡 → 疾患発生 $R_1 pN$（18人）
　→ 要因（曝露）なし (1-p)N（1889万人）→ 追跡 → 疾患発生 $R_0(1-p)N$（756人）

母集団人数＝N
要因保有割合＝p
要因ありの発生割合＝R_1
要因なしの発生割合＝R_0
相対リスク(RR)＝$R_1／R_0$

内訳：$R_1 pN - R_0 pN$（13人）／$R_0 pN$（5人）

要因ありでの発生数の内訳

要因ありの中で，仮に要因がなくても疾患が発生していたはずの人数は，要因なしの発生割合R_0を使い，$R_0 pN$と計算される．それゆえ，真に要因があることによる疾患発生数は，要因ありでの疾患発生数$R_1 pN$と要因がなくてもそのグループで疾患が発生していたはずの人数$R_0 pN$の差により計算される．

チャート 67

計されます．この値を大きいと判断するか小さいと判断するかは個人の価値観により異なるものと思われます．

　ただし，上述の指標の根拠となった，4倍という高磁場による小児白血病の相対リスクには不確実性が含まれます．それは，相対リスクの95％信頼区間が1.15～19.0倍であったということに表れています（第3章第(3)節参照）．例えば，相対リスクを2倍とした場合には超過リスクは0.004％と推計され，高磁場への曝露が真に影響して白血病に罹患する小児は年間約4人と推計されます．また，相対リスクを20倍とした場合には超過リスクは0.076％と推計され，高磁場への曝露が真に影響して白血病に罹患する小児は年間約84人と推計されます．上述のような推計により小児白血病の発生のイメージは掴みやすくなると思われます．

▶曝露評価方法の困難性（不確実性）

　ここで，この研究 (Kabuto, 2006) の限界の一つとして，磁場の測定に関わる不確実性について考察します．

　磁場と白血病の関連性を疫学研究により検討する場合，白血病が稀な疾患であることからケース・コントロール研究により実施されることが第一選択肢となります．しかし，研究上の制約から，曝露要因としての磁場の測定は白血病の発生後とならざるを得ません．さらに，曝露要因としての磁場の評価方法は，居宅の1日平均値とした場合や1週間平均値とした場合等，研究により様々です（**チャート68**）．曝露要因の評価方法が異なれば研究結果も異なることが予想されます．磁場と白血病の関連性については，どのくらいの強度の磁場にどのくらいの期間曝露されると白血病が発症しやすくなるのかということまでは解明されていません．

　環境疫学研究ではこのような曝露要因の評価方法の困難性（不確実性）に関わる問題が生じることがあります．つまり，健康上のアウトカムに対し

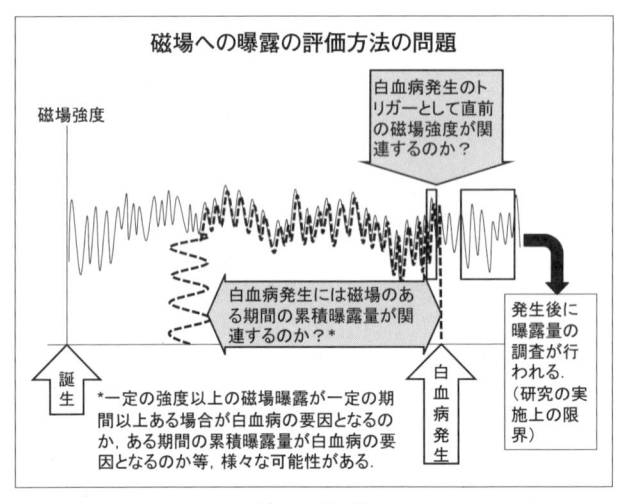

チャート68

て，環境汚染の短期的（間欠的）な曝露が影響するのか，長期的（持続的）な曝露が影響するのか，あるいは，その両方が影響するのかということを解明することが困難な場合があります．さらに，個人曝露量を大規模にあるいは長期間測定することには実施上の制約があり相当な困難が予想されます．それゆえ，現実としては，一時点での曝露量や地域曝露量等を代替的な指標として測定することになりますが，そのような指標を曝露量とすることが情報バイアスとなっている可能性があります．

▶現時点での評価として

　磁場と小児白血病の関連性についてはこのような曝露評価方法の困難性（不確実性）や研究上の制約等の限界はありますが，他の疫学研究においても同様の結果が得られており（Ahlbom, 2000; Greenland, 2000），それらの研究成果の蓄積に鑑みたときに，関連性を否定することはできないということが現時点での結論であるものと思われます．それは，国際がん研究機関（International Agency for Research on Cancer）の発がん要因に関わるクライテリアにおいて，小児に対する磁場の発がん性は Group2 B に分類され，「人に対して発がん性があるかもしれない」と判断されていることにも表れています．

　なお，実験研究と疫学研究は健康影響を評価するうえで共に重要です．磁場と白血病との関連性の評価については，細胞実験等の実験研究の結果との整合性等は未解決の問題であり，健康影響を解明するための研究は今後も必要であると思われます．

(4) リスク情報のコミュニケーションのルート

　疫学研究から得られたリスク情報の発信あるいは双方向的なコミュニケー

チャート69 疫学研究から得られたリスク情報のコミュニケーションのルートの例示

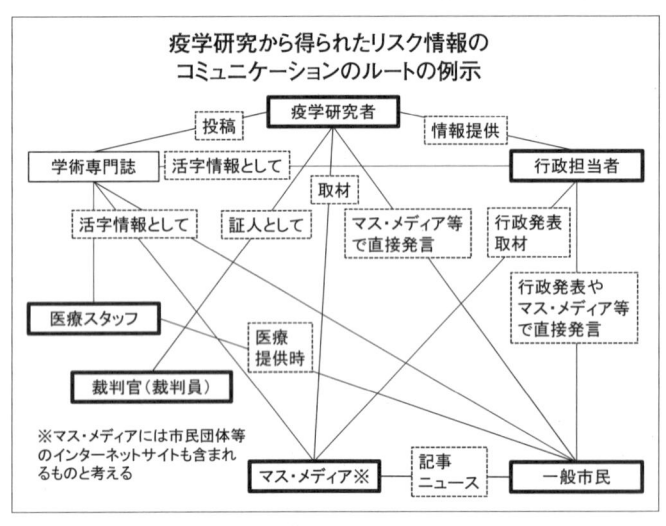

ションには様々なルートが考えられます（チャート69）．疾患の集団発生等社会的な問題が引き起こされた場合，あるいは，そのような懸念がある場合には，その予防対策のための情報を一般市民に周知することが必要です．その情報が一般市民にコミュニケートされるまでのルートには，疫学研究者自身が，行政の広報担当が，あるいは，医療関係者が媒介者となる場合もありますが，マス・メディアが媒介者となる場合が多いのではないかと思われます．また，近年ではインターネットの普及により，一般市民が情報の媒介者となっていることも事実としてあります．このとき，コミュニケートしなければならない情報としては，疾患の発生等健康上のアウトカムに関わる情報と，原因と疑われる事象等の特定に関わる情報（その要因への曝露量に関わる情報を含む）です．また，これらの因果関係の判断（解説）についてもコミュニケートする必要があります．

　疫学研究により因果関係を推論するためには，ほとんどの場合，複数の疫

学研究を積み重ね，再現性を評価する必要があります．そのような研究がなされていない段階における因果関係の判断には，研究方法や結果の解釈に科学的妥当性があったとしても，「偶然」という不確実性を伴います (チャート63)．しかし，全容が解明できていない段階においては，様々なコミュニケーションのルートを通じて不正確な情報や科学的妥当性が不十分な情報等が氾濫する可能性があります．このようなことを避けるために，非専門家にあっても情報の媒介者として発信する側となる場合には，少なくとも情報の不確実性を理解しておくことが必要です．

(5) 社会における疫学研究者の役割

社会における疫学研究者の役割は，第一義的には自ら疫学研究を実施し公表することであると考えます．そして，行政や一般市民に対して様々な疫学研究から得られたリスク情報を解説することであると考えます．米国ジョンズホプキンス大学 (Johns Hopkins University) の疫学者 (小児科) Leon Gordis は，このような役割に加え，疫学研究から得られたリスク情報をもとにした具体的な社会政策の選択肢の提示，疫学研究を行うことによる社会政策の実施効果の評価等まで踏み込むことを主張しています (Gordis, 1991)．それは，社会における疫学研究から得られたリスク情報の価値は，リスク情報に基づく政策を実施し，公衆衛生を向上させることによりのみ示されるという主張です．政策に直接的に関わらなくても，少なくとも疫学研究者は疫学研究から得られたリスク情報を適切に行政や一般市民にコミュニケートすることが必要であると考えます．

そのような疫学研究者から一般市民へのリスク情報に関わるコミュニケーションの過程は，一般市民のリスク・リテラシーを向上させるための手助けの過程であると考えられます．また，疫学研究者が一般市民に疫学研究の意

義や内容を分かりやすく伝えることは，疫学研究の実施上の責務とも考えられます．なぜなら，疫学研究を実施する際には，研究の対象者に対して研究内容を説明し，研究への参加の同意を得ることが前提となっているからです．つまり，疫学研究への参加の同意を得るためには，研究の趣旨をその疫学研究の対象の候補となった一般市民に理解してもらう必要があり，そのために疫学研究者は疫学研究の内容を十分に説明する必要があります．

以下，本節では疫学研究者が疫学研究から得られたリスク情報を一般市民等の非専門家に対してコミュニケートする場合に考慮しておくべき事項について考察します．

▶状況の整理

疫学研究から得られたリスク情報を一般市民等の非専門家にコミュニケートすることの最終的な目的は，健康被害を最小限に制御することです．そのための状況の整理として，どのような集団において何（要因）と何（健康上のアウトカム）の関連性が懸念されているのかということを，科学的根拠とともに示すことが必要です．そして，その科学的根拠については，不確実性等（未解明の部分，あるいは，解明すること自体が困難な部分）についてもあわせて示すことが必要です．

▶専門用語の解説

上述の状況の整理には専門的な事項が含まれます．疫学研究者から非専門家に専門的な事項を説明するときには，まず，専門用語を非専門家と共通認識が得られるような言葉で定義することが必要です．特に〈リスク〉という用語の用いられ方には注意をすることが必要です．疫学研究者が定義するリスクには二通りあり，それは，割合の概念と，率（スピード）の概念です（第2章第(2)節参照）．さらに，一概にリスクとして発生割合を指す場合であって

も，発生割合には対象とする期間が設定されています．非専門家とコミュニケートする際には，観察期間を何年間とした場合の発生割合（リスク）なのか，ということを解説する必要があります．さらに，要因と健康上のアウトカムとの関連性を示す場合には，要因への曝露やその保有の有無によるリスクの絶対的な差，すなわち，要因への曝露やその保有があることによる過剰リスクが示される場合（リスク差）と，相対的なリスクの比が示される場合（リスク比）があります．リスク比の近似としてオッズ比が示される場合もあります．また，有病割合の比や有病のオッズ比として示される場合もあります．このような理解しにくいと思われる専門的な用語の解説が必要とならないように科学的知見を解説をすることが望ましいと思われますが，現実的には難しい作業となります．このような事項の解説が必要となった場合には，情報発信者としての十分な訓練（経験）が必要であると思われます．

▶情報の質の解説

疫学研究から得られたリスク情報としては，疾患の発生等健康上のアウトカムに関わる健康リスクそのものの情報が重要であり，注目度も高いものと思われます．しかし，同時に，その情報の質も重要であり，それらを適切にコミュニケートする必要があります．むしろ，情報の質が低い，すなわち，科学的妥当性が低い疫学研究から得られたリスク情報についてはコミュニケートする必要はないものと思われます（疫学研究者の立場からその情報を否定する必要がある場合も考えられます）．

リスク情報（疫学研究）の質の解説としては，まず，どのような目的で何と何の関連性を検討したものかということが示される必要があります．そのうえで，研究対象者は妥当であるか（将来どのような集団に対して，当該疫学研究から得られたリスク情報を援用できるのか），測定方法は妥当であるか，交絡要因については適切に処理されているか等の評価をコミュニケートするこ

とが必要です．これには，バイアスの方向性や，そのバイアスにより結果がどのように影響されているかということも解説することが必要です．また，解析結果として表示される数値の不確実性について解説することも必要です．

▶疫学研究者としての見解とその根拠

要因と健康上のアウトカムとの因果関係について言及する場合，疫学研究者は科学的な事実と社会市民としての信念に分けて，どのような立場からの言及であるのかを，その情報を受け取る非専門家が理解できるように示すことが必要であると考えます．

疫学研究の成果を学術論文として医学・疫学専門誌等へ投稿する場合，あるいは，研究報告書として作成し報告する場合には，科学的に正確に記述する必要があることは当然のことです．

一方で，非専門家を対象に科学的事実をコミュニケートする場合には，バイアスの評価，一般化可能性，因果関係の不確実性等，専門的かつ技術的な内容を正確に説明することに困難が伴います．しかし，専門的かつ技術的な内容を解説することが難しいので情報の一部のみを発信した場合には，情報の受け手に誤解や曲解を生じさせる可能性があります．特に，環境・公害問題を取り扱う環境疫学研究から得られたリスク情報については，情報の提供方法によっては一般市民の不安感を増幅させてしまう可能性もあります．

それゆえ，疫学研究者として一般市民等の非専門家へリスク情報を発信する場合には，困難があってもリスク情報を正確に伝える努力が必要であると考えます．どこまでが不確実性を含む科学的事実であり，その事実に対する判断としてはどのような選択肢があり，その選択肢のなかで疫学研究者としてどのような判断を選択して結論としたのか，ということを可能な限り示すことが望ましいと考えます．その際の丁寧な解説は，一般市民等の非専門家

に対して懸案としている〈リスク〉に対する理解を促進させ，さらに，次項に示すような科学者の信念を読み解く能力をも向上させるものと考えます．

▶科学者の信念の世論への影響

　疫学的な専門的知識を有する疫学研究者が，その知識を背景として，直面している環境・公害問題等に対してどのように考えているのか，ということを社会に対して発信していくことは，人々の健康を研究する疫学研究者の社会への貢献として必要なことであると思われます．そして，そのような考えは真実を追求するという科学者としての良心に基づくことが前提となります．しかし，科学的に未解明な事象に対する見解の中には，疫学研究者の社会市民としての信念が分離されたものなのかということを検証することができないものもあります．そのような疫学研究者の信念はどのように世論に影響するのでしょうか（第5章参照）．疫学研究者と非専門家とのコミュニケーションを，ある研究の結果に対する解釈，あるいは，ある環境汚染物質の健康影響に関わるガイドライン値に対する解説について行った場合，疫学研究者が科学的な妥当性を保つ範囲で解釈や解説を行っていたとしても，疫学研究者のその研究領域への取り組みの背景にある社会市民としての信念がニュアンスとして滲み出ることは十分に考えられます．そのニュアンスにより，非専門家のリスク情報の受け止め方が影響される可能性があります．そして，それは世論の形成に影響する可能性があります．環境・公害問題等の訴訟においては判決（裁判官あるいは裁判員の心証）に影響する可能性もあります．そして，疫学研究者のニュアンスに影響を受けた世論や司法の判断は，政策に影響する可能性があります．

　このようなことから，疫学研究者は，少なくとも疫学研究に対する社会的中立性を示すために利益相反の有無を示すことが必要です（第5章第(5)節参照）．また，科学的な事実，専門的知識を背景とした社会的中立性をもった

見解，および，疫学研究者自身の信念としての意見を，明確に示すことが必要であると思われます．また，場合によっては，疫学研究者は，俎上にある問題に対して言及するにあたっての社会市民としての信念を明確に表明しておくことも必要であるかもしれません．特に，環境・公害問題を扱う場合には，予防原則という考え方があるので注意が必要です（第5章第(2)節参照）．なぜなら，予防原則の根拠となる情報は科学的なものであっても，予防原則自体には社会的中立性はなく，それは世論であり，政策であり，倫理であると考えられるからです．

(6) マス・メディアの役割

マス・メディアは疫学研究から得られたリスク情報の一般市民とのコミュニケーションにおいて重要な役割を担っています．そのようなリスク情報を放送や記事において扱う場合，その要旨，特に，「見出し」については，科学的な正確さを犠牲にして短く簡潔な表現となる傾向があるものと思われます．このことは第(3)節で示した通りです．

▶マス・メディアの信念と利益相反

特定の疾患の予防方法や対処方法を示した疫学研究論文等の学術論文を含むリスク情報については，疫学研究者から医学の専門家である医師等の医療スタッフにコミュニケートされ，そのうえで，医療スタッフから患者を含む一般市民にコミュニケートされる経路が想定されます（チャート69）．それ以外にも，疫学研究から得られたリスク情報は疫学研究者からマス・メディアを媒介者として一般市民に発信される場合があります（チャート69）．このとき，マス・メディアとして重要なこと，より端的には，マス・メディアにおける科学情報を担当する科学ジャーナリスト（科学部記者）として重要な

ことは，自身の信念に沿うようなストーリーに疫学研究の結果をあてはめるのではなく，自身の信念は信念として科学的事実とは分けて報道するという態度であると考えます．このことは，マス・メディア（ジャーナリスト）に限られたものではなく，疫学研究者も同様であることを先述しました（第(5)節参照）．また，マス・メディアにおいてもリスク情報に関わる利益相反（第5章第5節参照）についてのチェックは必要であり，適切に開示していく必要があると考えます．

▶高度な情報発信技術が必要

マス・メディアから一般市民へリスク情報が発信される場合，科学ジャーナリストの役割の一つに，専門家から得た情報を平易な表現に変換することがあげられます．そのような変換をすることには情報の損失が伴いますので，それゆえ，情報を正確に反映させた形で発信することには非常な困難が伴うことが予想されます．学術論文である疫学研究論文の内容を一般に紹介する形での報道においては，結果に関わる不確実性等を十分に示すことが必要です．それは難しい作業となりますが科学ジャーナリストの手腕が問われる重要な仕事であるものと思われます．

▶学術専門誌へ掲載された疫学研究論文に関わる記事

学術論文として医学・疫学専門誌に掲載された疫学研究論文は，一般に，外部の専門家による査読を経ているので，科学的妥当性のない結論が導かれたような研究はある程度は除外されます．そして，疫学研究論文に示される結論は，解析結果に対して研究上の様々な限界が考慮されたうえで，少なくとも研究結果から言えること，つまり，科学的に妥当と考えられることとして示されます（第3章第(4)節参照）．

そのような学術論文は専門家から非専門家への情報の公開を目的とするこ

ともありますが，基本的には同じ分野の研究者コミュニティにおいて議論をするためのものと考えた方が適切です．なぜなら，学術論文に記された結論は，研究の目的とされた課題に対して，一般化された最終的な結論ではないことがほとんどであるからです．マス・メディアにおける報道において疫学研究論文が情報源となる場合，その結論に至る論理展開や結論を言及できる条件を十分に理解し，科学的な視点からの結論に沿った形で情報提供をしていくことが，より信頼性の高い報道につながるものと考えます．さらに，科学は日進月歩であり，過去においては方法論的に妥当な範囲内であった研究は，未来においては妥当ではないと判断される場合もあります．このようなことから，例えば，「食物繊維不足と××との関連性がみられた」，あるいは，「○○が高血圧に効く」というような疫学研究の結果が発表されることがありますが，何年か後に全く逆の結果を示した別の研究が発表されることがあります．一般市民にリスク情報を発信することを専門的に職業とする科学ジャーナリストにおいては，このような関連性の不確実性を認識しておく必要があります．

(7) まとめ

これまで述べてきた一般市民等の非専門家が疫学研究から得られたリスク情報を受け取る場合の注意点のなかで最も重要なことは，「疫学研究者には科学に対して誠実に取り組むという良心はあるが，ある研究の結果の解釈やリスク情報の解説は，社会市民としての個人的な信念に影響されている可能性がある」ということです．また，疫学研究から得られたリスク情報を媒介して発信するマス・メディアも中立的ではなく，マス・メディアとしての信念が含まれる場合があります．そのような場合には，科学的な事実と信念が明確に区分されているかということに注意をする必要があります．以下に，

6 リスク情報のコミュニケーション

本書で示した一般市民等の非専門家が疫学研究から得られたリスク情報を受け取る場合の注意点を列挙し，本章のまとめとします．

┄┄┄┄主な注意点のまとめ┄┄┄┄

1. 疫学研究者には科学に対する良心はあるが，ある研究，あるいは，因果関係に関わる仮説に対する結果について，完全に社会的に中立な判断をしている保証はないということ．
2. 疫学研究から得られたリスク情報のコミュニケートを媒介する科学ジャーナリストにおいても社会的に中立な立場ではなく，科学ジャーナリストの信念が含まれる場合があること．
3. 研究者や研究に関わる利害関係者の影響により，科学的に公平な結果の公表あるいは解釈がなされていない場合があること（マス・メディアにおいても同様）．
4. 疫学研究には比較群の有無やバイアスの影響等，研究の質に高低があること．
5. 疫学研究には相関（仮説）を示したものと，因果を推論したものがあること．
6. 要因の定義やアウトカムの定義は，同じ領域の研究であっても異なっている場合があること（特に要因には，長期の慢性的な曝露と急性曝露があること）．
7. リスクの定義は多様であること．コミュニケート（一方向的な情報の発信（受信）を含む）する場合にはリスクの定義についての相互理解が必要であること．
8. 疫学研究における専門用語としてのリスクには，発生割合を意味する場合とスピード（発生率）を意味する場合があること．
9. ある要因に対する〈リスク〉（危険性）は，その要因への曝露や保有があ

るグループのリスク（発生割合・発生率）とないグループのリスク（発生割合・発生率）との比較により，はじめて評価することができるということ．
10. 疫学研究は個人としての因果関係を示しているのではなく，グループとしての因果関係を示していること．
11. 疫学研究の結果として得られた要因と健康上のアウトカムとの関連性の方向（正負）や大きさは，研究の対象とした集団により異なる場合があること．
12. 疫学研究論文では，要因を保有するグループと保有しないグループのリスクの比により結果をまとめることが多く，それは関連性の方向や大きさを評価しているのであり，要因の有無による社会における健康被害の大きさそのものを評価しているのではないということ（健康被害の大きさの評価はリスクの差により評価されるということ）．
13. 疫学研究論文の学術専門誌への公表は，主として科学コミュニティでの議論を行うことを目的としているということ．
14. ある一つの疫学研究からだけでは，因果関係を一般化して判断することはできないこと．
15. 公的な因果関係の判断にはその時点における政治的要請や不確実性に対しての割り切りがあるので，研究の進展等によっては因果関係の判断は将来的に変わる可能性があること．

補章

放射線の健康影響に関わるリスク情報のコミュニケーション（あとがきにかえて）

2011年3月11日に東日本大震災が発生しました．以降，被災地の情報と共に東京電力福島第一原子力発電所で発生した甚大な事故（福島原発事故）に関わる様々な情報が広く国民に発信されています．そして，それらの情報をもとに原子力発電に関わる災害対策のあり方や原子力発電所の存続・廃止を含めたエネルギー問題に関わる議論がなされています．放射線による環境汚染の健康影響の予測と防御対策も議論されているテーマの一つです．この問題について科学者（専門家）が提供（コミュニケート）するべき情報としては，放射線の曝露量そのものの情報と，放射線の曝露量と健康影響との関連性についてのリスク情報があげられます．しかし，事故発生直後から今日に至るまでの情報の氾濫（あるいは未整備）が社会不安を引き起こしているのではないかと危惧しています．

▶疫学研究者の立場

一般市民は科学者を，「専門とする科学領域のことを何でも知っている学者」というように捉えているかもしれません．科学者にはそのような矜持はあるかもしれませんが，しかし現実としては，科学者は専門領域における未解明な部分を研究しています．つまり，世の中の現象には科学者により解明された部分もありますが，依然として未解明で曖昧な部分が多く残されています．科学者は科学的根拠にもとづいて情報を提供することから，ここに，

一般市民が科学者としての疫学研究者に期待するリスク情報と疫学研究者が提供するリスク情報のギャップがあるのかもしれません．特に，放射線による健康影響の解明のために，実験的に放射線を人に曝露させて影響を測定するという研究は倫理的に許されません．それゆえ，現在直面している福島原発事故を起因とした放射性物質の広域拡散による環境問題（放射線の曝露量と健康影響の関連性）に対しては，放射線の健康影響に関わる過去の研究から得られた知見から未来の健康影響を推測するしかありません．そのような知見は集積されつつありますが，低線量の放射線の健康影響に対しては未だ解明されていないということが現実です（ここで低線量とは概ね 100 mSv（ミリシーベルト）以下とします）．そのような状況のもとでは，その問題（低線量の放射線の健康影響）に対して疫学研究者は科学的根拠を持ったリスク情報を提供することができない，ということが現実であると思われます．それ以上の言及は，専門的知識を背景とした科学者としての予想であり（それは大切なことかもしれませんが），さらには，科学者としての役割を超えた社会市民としての自らの信念の吐露であると考えます．

▶状況の整理

低線量の放射線の健康影響について，その周辺の知見を整理してみます．

第 1 点目は，「ある用量以上の放射線には，その曝露により健康影響があることは解明されていますが，（前述の通り）低線量の放射線の健康影響については解明されていない」ということです．放射線曝露による長期の健康影響に関しては，1945 年に広島および長崎に投下された原子爆弾（原爆）の健康影響を調査した研究（例えば，Preston (2007) の論文）等により，ある一定期間において被曝放射線量が多ければ発がん等の可能性が高まることが示されています（**チャート補 1**）．また，1986 年のチェルノブイリ（Chernobyl）原子力発電所の事故（以下，チェルノブイリ原発事故）の健康影響を調査した研

広島・長崎における 0.005Gy未満の放射線曝露を基準とした場合の 性・年齢層別の固形がんの相対危険度(率比)						
曝露時の年齢	男性			女性		
	0.005-0.5 Gy	0.5-1 Gy	1-4 Gy	0.005-0.5 Gy	0.5-1 Gy	1-4 Gy
0-9歳	0.96	1.10	3.80	1.12	2.87	4.46
10-19歳	1.14	1.48	2.07	1.01	1.61	2.91
20-29歳	0.91	1.57	1.37	1.15	1.32	2.30
30-39歳	1.00	1.14	1.31	1.14	1.21	1.84
40-49歳	0.99	1.21	1.20	1.05	1.35	1.56
50歳以上	1.08	1.17	1.33	1.18	1.68	2.03
約10万人を40年間観察したコホート研究から得られたデータ(単変量解析)						

チャート補1

出典:Preston(2008)

ウクライナ(Ukraine)における 曝露時18歳未満の者を対象とした 甲状腺の放射線量と甲状腺がんの発生の関連						
甲状腺の放射線量 (Gy)	平均放射線量(Gy)	ケース (n=45)		コントロール (n=13082)		オッズ比 (95%信頼区間)
		n	%	n	%	
0.00-0.24	0.11	9	20	6357	48.6	1(参照カテゴリ)
0.25-0.74	0.44	9	20	3521	26.9	2.31 (0.91-5.88)
0.75-1.49	1.07	10	22.2	1591	12.2	6.25 (2.50-15.6)
1.50-2.99	2.06	8	17.8	944	7.2	8.97 (3.39-23.7)
3.00-47.63	6.48	9	20	669	5.1	15.3 (5.88-40.0)
性,年齢で調整した多変量解析の結果(コホート研究)						

チャート補2

出典:Tronko(2006)

究からは,小児における甲状腺の放射線量と甲状腺がんの発生に用量反応関係があること(例えば,Tronko(2006)やBrenner(2011)の論文)等が示されています(チャート補2).

ただし,原爆の健康影響を調査した研究においては,放射線の影響と他の原爆被害(熱線や爆風)を受けた影響を完全に分離することはできないと思わ

れますし，調査が原爆投下後5年乃至10年を経過してから開始され，調査開始時には放射線への高感受性群は既に亡くなってしまっていた可能性があることを考慮する必要があるかもしれません．また，放射線の曝露量として研究に用いられた値は，実際に測定した放射線曝露量ではありません．それは，戦後被爆者を対象に行われた原爆投下当時の状況調査や米国での核実験の結果等から推計された値であり，放射線曝露量の推計技術の進歩とともに修正されてきた経緯があります（さらに，内部被曝については考慮されていません）．このようなことから低線量の放射線の曝露評価には困難が伴うものと考えられ，それによる健康影響を解明するための十分なデータが得られていないものと考えられます．

　また，チェルノブイリ原発事故の健康影響を調査した研究においても，低線量の放射線への曝露による健康影響については十分なデータが得られていませんし，研究で用いられた放射線曝露量の測定方法による推計値が真実の曝露量をどの程度反映しているかは不明です．つまり，原爆の健康影響を調査した研究においても，チェルノブイリ原発事故の健康影響を調査した研究においても，放射線曝露量の推計上の問題（個人レベルで推計することの限界）や統計解析上の問題（想定される関連性を検出するために必要なサンプル数による限界）等があり，低線量の放射線の健康影響を検討することが困難になっていると考えられます．また，研究の対象となった集団内においては相対的に低い放射線量に比較して相対的に高い放射線量の曝露グループで健康影響が発生することは明確に認められるものの，それぞれの研究で定義された放射線曝露量の妥当性の問題を有していると考えられます（外部被曝や内部被曝等曝露の定義を含む）．

　第2点目は，「福島原発事故は，チェルノブイリ原発事故と比較し，汚染状況は同等と考えられない」ということです．チェルノブイリ原発事故は原子炉の爆発を伴う事故であったために大気中に拡散した放射性物質の構成は

補章　放射線の健康影響に関わるリスク情報のコミュニケーション（あとがきにかえて）

福島原発事故のものとは異なることが予想され，また，放射性物質が拡散した範囲も福島原発事故と比較して（陸地においては）広大なものと考えられます（UNSCEAR, 2000）．それゆえ，福島原発で予想される健康被害はチェルノブイリ原発事故での健康被害と同等とは考えられないということです．

　第3点目は，「甲状腺がんは発生が稀な疾患である」ということです（特に小児）．例えば，チェルノブイリ原発の周辺地域のウクライナ（Ukraine）では，事故前の1981年〜1985年の平均で，甲状腺がんの発生は0-14歳児10万人あたり年間0.05人と報告されています（Tronko, 2002）．

　そして，第4点目は，「チェルノブイリ原発事故の健康影響については甲状腺がん以外の疾患の過剰発生については十分な情報が得られていない」ということです．これは，影響を示すリスク情報が得られていないということであり，「影響がない」ということを担保しているものではありません．ただし，調査がなされていないのか，あるいは，調査したのだけれどバイアスが大きすぎて放射線と健康影響との関連性を検出できなかったのか，ということにより解釈は異なってきます．前者であれば，今後発表されるであろう疫学研究から得られるリスク情報に注意をしなければなりません．後者であれば，バイアスに注意をする必要はありますが，小児における甲状腺がんの発生以上に顕著な健康影響は見られていないと考えることができるかもしれません．

　上述のように，これまでに得られた知見からある用量以上の放射線曝露により健康影響があることは否定できない以上，「放射線には何らかの〈リスク〉がある」ということは明確な事実と考えられます．一方で，福島原発事故による放射線の曝露レベルに対しては，どの程度の〈リスク〉があるかは未解明であると考えられます．用量反応的にリスクがあるかもしれませんし，生体には放射線に対して自浄能力的なものが備わっており一定の許容量があるかもしれません（これを解明するために動物実験や細胞実験等がなされて

いますが，人を対象にした実験研究を行うことは倫理的に不可能です）．現時点においては低線量の放射線の健康影響については，科学的な確度を持った情報がない状況にあると考えます．

▶表現方法による印象の違い

　このような状況において，疫学研究から得られたリスク情報の表現により，情報の受け手である一般市民の〈リスク〉の感じ方は異なるのだろうと考えています．

　前述のウクライナの調査結果では（Tronko, 2002），チェルノブイリ原発事故により最も汚染がひどかった6地区の甲状腺がんの発生は，1986年には0–14歳児10万人あたり0.13人であったのが，事故から10年後の1996年には1.9人（15倍）となったことも報告されています．また，ベラルーシ（Belarus）では，事故前の15年間と事故後の15年間の比較で，0–14歳児の甲状腺がんの発生数が88倍になったことが報告されています（Demidchik, 2002）（チャート補3）．つまり，ウクライナの最も汚染がひどかった6地区では，1986年には年単位で99.99987％の小児は甲状腺がんにならないという状況であったのが，10年後には99.9981％の小児は甲状腺がんにならないという状況に変化したことを示しています．仮に，1986年比88倍と見積もったとしても，年単位で約99.988％の小児は甲状腺がんにならないという状況であることが考えられます．

　なお，ここで示した研究（Tronko, 2002; Demidchik, 2002）はチェルノブイリ原発事故に起因する健康影響を示唆していると考えられますが，それらは記述疫学研究であり（第3章第(1)節参照），このような時系列の統計情報には注意が必要です．例えば，米国内での甲状腺がんの発生数が増加しているという調査があります（1973～2002年の30年間で，10万人あたり3.6人から8.7人に増加）．このことについて，Davies（2006）は，近時点では甲状腺がんの真

の発生には寄与しない不顕性のものが検出されるようになったことが影響しているという指摘をしています．時系列の統計情報には，診断技術の向上によるこのようなバイアスがある可能性を否定できません（第3章第(2)節参照）．また，第2点目に示した通りチェルノブイリ原発事故と福島原発事故は曝露状況が異なるのでチェルノブイリ原発事故の健康被害の状況を福島原発事故による健康被害に直接的にあてはめることはできないことに注意する必要があります．

▶環境汚染の特質（理不尽な曝露と行政の割り切り）

上述のようなリスク情報の示され方がされたとしても，ある用量以上の放射線曝露があれば健康上のリスクが高くなるという事実は明確に示されていますし，個人の意思とは関係なく放射線に曝露され，健康上のリスクを高められてしまうという環境汚染の特質を考慮したときに，そのような曝露を許容できるのか（理不尽），という問題があります．また，**チャート補3**に示される通り，ベラルーシでは実際に数千人の単位で甲状腺がんが増加していることが示されています（Demidchik, 2002）．そのような現実の被害者数としての数値と，確率としての数値の受け止め方により，行政，あるいは，各個人

ベラルーシ（Belarus）における
甲状腺がんの年齢層別の発生数（15年単位）の比較

年齢	1971-1985年	1986-2000年	合計
0-14歳	8	703	711
15-18歳	21	267	288
19歳以上	1465	6719	8184
合計	1494	7689	9183
地域疾病登録データ			

チャート補3

出典：Demidchik (2002)

としてのこの問題への対応は異なってくると思われます。

　なお，このような状況においても行政としては政策を進めなければならず，そのためには何らかの判断を行う必要があり，そこには行政としての意思（第1章第(7)節参照）が反映されるものと考えます。現時点において，放射線への曝露による疾患発生のリスクが，曝露量として一定の閾値をもってゼロになるか否か，ということは解明されておらず，かつ，海洋を含めほぼ無限に拡散してしまった放射性物質を有限の国家予算（あるいは賠償額）をもって完全に除去できる見通しはたたない状況であると思われる以上，行政においては割り切りを持って安全基準の設定等をせざるを得ないものと考えます。そのなかでは予防原則をどの程度考慮するかという問題があるものと思われます（第1章第(3)節参照）。

▶パターナリズムとコミュニケーション

　医療倫理においては，治療方針（の説明）に対する患者の同意（インフォームドコンセント；Informed consent）・自己決定権と対比する形で，医療提供者のパターナリズム（親権主義；Paternalism）という考え方があります。パターナリズムとは，強い立場の者（あるいは，専門知識がある者）が弱い立場の者（あるいは，専門知識がない者）の利益になるように，弱い立場の者の意志とは関係なく介入するというものです（このことは信頼関係が前提とされます）。今回の福島原発事故を起因とした放射性物質の広域拡散による環境問題に対しては，科学者個人が，あるいは，科学者の専門集団（例えば専門の学会の統一見解として），一般市民に対してパターナリズム的な情報の提供方法をとったとしても，一般市民が安心を得ることは難しいものと思われます。科学者間にも見解のばらつきがあり，ある見解の発表に対しては，必ず反対の見解の発表が予想されるからです。そして，未解明な部分を残しながらパターナリズム的に安全宣言をするような情報の提供方法をとったとしても，

補章　放射線の健康影響に関わるリスク情報のコミュニケーション（あとがきにかえて）

情報に未解明な部分があることを理解している市民が納得することはないものと思われます（前提となる信頼関係についても考える必要があります）．そのような状況である以上，一般市民においては，自らがリスク・リテラシーを向上させ，自らの判断により対応していくことが必要なのではないでしょうか．リスクが小さいと感じるのであれば心病むことなく暮らして行くということも是ですし，リスクが大きいと感じるのであれば何らかの対応により曝露を避けることも是です．科学者においては，未解明な部分を残すリスク情報への理解を一般市民に促していくことが必要であると思われます．また，リスク・リテラシーの向上を支援するための方法論に関わる課題や，信念や利益相反等科学者やマス・メディアの倫理に関わる課題についても解決していく必要があるものと思われます．

　なお，福島原発事故の健康被害の問題は，今後の原子力政策の是非の問題の一つの判断材料になるかもしれません．私の科学者としての立場に関しては，原子力政策の推進・反対に関わるいずれの組織とも関連ありませんし，それに関連した研究費をいかなる組織からも受け取っておりません．社会市民の立場からは，福島原発事故に見られるような事態を発生させた組織に対しては猛省することを望んでおります．

参考文献

Ahlbom A, Day N, Feyching M, Roman E, Skinner J, Dockerty J, Linet M, McBride M, Michaelis J, Olsen JH, Tynes T, Verkasalo PK. A pooled analysis of magnetic fields and childhood leukemia. *British Journal of Cancer*. 2000; 83: 692–8.

Als-Nielsen B, Chen W, Gluud C, Kjaergard LL. Association of funding and conclusions in randomized drug trials: a reflection of treatment effect or adverse events? *JAMA*. 2003; 290: 921–8.

Beauchamp TL, Childress JF. *Principles of Biomedical Ethics 6th ed*. Oxford University Press. 2008.

Brenner AV, Tronko MD, Hatch M, Bogdanova TI, Oliynik VA, Lubin JH, Zablotska LB, Tereschenko VP, McConnell RJ, Zamotaeva GA, O'Kane P, Bouville AC, Chaykovskaya LV, Greenebaum E, Paster IP, Shpak VM, Ron E. I-131 dose response for incident thyroid cancers in Ukraine related to the Chernobyl accident. *Environmental Health Perspectives*. 2011; 119: 933–9.

Cutler JJ, Parker GS, Rosen S, Prenney B, Healey R, Caldwell GG. Childhood leukemia in Woburn, Massachusetts. *Public Health Reports*. 1986; 101: 201–5.

Davies L, Welch HG. Increasing incidence of thyroid cancer in the United States, 1973–2002. *JAMA*. 2006; 295: 2164–7.

Demidchik EP, Demidchik TE, Gedrevich ZE, Mrochek AG, Ostapenko VA, Kenigsberg JE, Buglova EE, Sidorov YD, Kondratocivh VA, Baryach VV, Dubouskaya EP, Veremeichyk VM, Mankouskaya SV. Thyroid cancer in Belarus. In: Yamashita S, Shibata Y, Hoshi M, Fujimura K. (eds) *Chernobyl: message for the 21th century*. International congress seriese 1234. Elsevier. 2002; 69–75.

Gordis L. Ethical and professional issues in the changing practice of epidemiology. *Journal of Clinical Epidemiology*. 1991; 44 Suppl I: 9S–13S.

Greenland S, Sheppard AR, Kaune WT, Poole C, Kelsh MA. A pooled analysis of magnetic fields, wire codes, and childhood leukemia. *Epidemiology*. 2000; 11: 624–34.

橋本道夫.『環境政策』ぎょうせい. 1998.

橋本道夫.『私史・環境行政』朝日新聞社. 1988.

Hoffmann W, Terschueren C, Richardson DB. Childhood leukemia in the vicinity of the Geesthacht nuclear establishments near Hamburg, Germany. *Environmental Health Perspectives*. 2007; 115: 947–52.

細川一「細川一報告書」水俣病研究会［編］『水俣病事件資料集（上巻）1926-1959』葦書房．1996．

厚生労働省，文部科学省．『疫学研究倫理指針』2007．

厚生省．『厚生白書　1968年版』1968．（http://wwwhakusyo.mhlw.go.jp/wpdocs/hpaz196801/body.html）

交告尚史，臼杵知史，前田陽一，黒川哲志．『環境法入門　補訂版』有斐閣アルマ．2007．

倉阪秀史．『環境政策論　第2版』信山社出版．2008．

Kabuto M, Nitta H, Yamamoto S, Yamaguchi N, Akiba S, Honda Y, Hagiwara J, Isaka K, Saito T, Ojima T, Nakamura Y, Mizoue T, Ito T, Eboshida A, Yamazaki S, Sokejima S, Kurokawa Y, Kubo O. A case-control study on childhood leukemia and residential power-frequency magnetic fields in Japan. *International Journal of Cancer*. 2006; 117: 643-50.

Kazakov VS, Demidchik EP, Astakova LN. Thyroid cancer after Chernobyl. *Nature*. 1992; 359: 21.

Last JM. Epidemiology and ethics. Law, Medicine & Health Care. 1991; 19: 166-74.

Lagakos SW, WessenBJ, Zelen M. An analysis of contaminated well water and health effects in Woburn, Massachusetts. *Journal of the American Statistical Association*. 1986; 88: 583-96.

Lexchin J, Bero LA, Djulbegovic B, Clark O. Pharmaceutical industry sponsorship and research outcome and quality: systematic review. *BMJ*. 2003; 326: 1167-70.

Loue S．太田勝造，津田敏秀［監訳］．『法，疫学，市民社会』木鐸社．2009．（*Case studies in Forensic Epidemiology*. Plenum Pub. Corp. 2002）

宮川九平太，白石和明，島崎朗，掛橋和宣，佐方一富，谷川嗣郎，仁木正弘，大倉和夫，平野靖之．水俣病の原因とその発生機転に関する研究I猫の水俣病の症状に就いて．熊本医学会雑誌1959; 33補冊3: 91-6．（昭和32年第31回熊本医学会総会において要旨を発表したとの追記あり）

日本リスク研究学会［編］．『リスク学事典』阪急コミュニケーションズ．2006．

National Research Council［編］．林裕造，関沢純［監訳］．『リスクコミュニケーション』化学工業日報社．1997．（*Risk Communication*. National Academy Press. 1989）

中西準子．『環境リスク論』岩波書店．1995．

日本科学技術ジャーナリスト会議［編］『科学ジャーナリストの手法』化学同人．2007．

大塚直．公害・民事訴訟．大塚直，北村喜宣［編］．『環境法ケースブック』有斐閣．2006．

Porta M［編］．日本疫学会［訳］．『疫学辞典』日本公衆衛生協会．2010．（*Dictionary of Epidemiology*. Oxford University Press. 2008）

Preston DL, Ron E, Tokuoka S, Funamoto S, Nishi N, Soda M, Mabuchi K, Kodama K. Solid cancer incidence in atomic bomb survivors: 1958-1998. *Radiation Research*. 2007; 168: 1-

64.
Steenland K. Savitz DA. Introduction. In: Steenland K. Savitz DA. (eds) *Topics in Environmental Epidemiology*. Oxford University Press. 1997.

Taubes G. Epidemiology faces its limits. *Science*. 1995; 269: 164–9.

Tronko ND, Bogdanova TI, Likhtarev IA, Kairo IA, Shpak VU. Summary of the 15-year observation of thyroid cancer among Ukrainian children after the Chernobyl accident. In: Yamashita S, Shibata Y, Hoshi M, Fujimura K. (eds) *Chernobyl: message for the 21th century*. International congress series 1234. Elsevier. 2002; 77–83.

Tronko MD, Howe GR, Bogdanova TI, Bouville AC, Epstein OV, Brill AB, Likhtarev IA, Fink DJ, Markov VV, Greenebaum E, Olijnyk VA, Masnyk IJ, Shpak VM, McConnell RJ, Tereshchenko VP, Robbins J, Zvinchuk OV, Zablotska LB, Hatch M, Luckyanov NK, Ron E, Thomas TL, Voillequé PG, Beebe GW. A cohort study of thyroid cancer and other thyroid diseases after the Chernobyl accident: thyroid cancer in Ukraine detected during first screening. *Journal of National Cancer Institute*. 2006; 98: 897–903.

津田敏秀.『市民のための疫学入門』緑風出版. 2003.

UNSCEAR. *Exposures and effects of the Chernobyl accident*. 2000; pp. 458–65. (http://www.unscear.org/unscear/en/chernobyl.html)

Vandenvbroucke JP, von Elm E, Altman DG, Gøtzsche PC, Mulrow CD, Pocock SJ, Pool C, Schlesselman J, Egger M; STROBE Initiative. Strengthening the Reporting of Observational Studies in Epidemiology (STROBE): Explanation and Elaboration. *Epidemiology*. 2007; 18: 805–35.

von Elm E, Altman D, Egger M, Pocock S, Gøtzsche PC, Vandenbroucke JP. 上岡広晴, 津谷喜一郎［訳］.「疫学における観察研究の報告の強化（STROBE 声明）―観察研究の報告に関するガイドライン」中山健夫, 津谷喜一郎［編］.『臨床研究と疫学研究のための国際ルール集』ライフ・サイエンス出版. 2009.（von Elm E, Altman D, Egger M, Pocock S, Gøtzsche PC, Vandenbroucke JP. The Strengthening the Reporting of Observational Studies in Epidemiology (STROBE) Statement: guidelines for reporting observational studies. *Epidemiology*. 2007; 18: 800–4.）

World Medical Association. 日本医師会［訳］.『ヘルシンキ宣言』. 2008.（http://www.med.or.jp/wma/helsinki2008j.pdf）

山崎新.「疫学論文を読み解く」『科学』2010; 80: 646-51.

山崎新.「環境と人間, そして医療」*Journal of Integrated Medicine*. 2010; 20: 330-3.

山崎新.『環境疫学入門』岩波書店. 2009.

山崎新.「環境疫学のコミュニケーション」『日本公衆衛生学雑誌』2011; 58: 138-41.

索　引

●数字・アルファベット
2値変数　61
Cox回帰分析　62
DDT　115
p値　62
STEOBE声明　74

●あ行
アウトカム　41
イタイイタイ病　4, 14, 17
イベント　23, 27, 41
医療倫理の四原則　102
医療倫理学　101　→生命倫理学
因果関係　1, 18, 60, 81
栄養疫学　40
疫学　39, 41
疫学研究　1, 137
疫学研究論文　73, 110　→学術論文
疫学的因果関係　89
オッズ比　49
思い出しバイアス　57

●か行
解釈（研究結果の）　108
蓋然性　95
介入研究　46
学術論文　73, 110, 141
科学的事実　143
科学的妥当性　104, 107-108, 119
仮説　83
カテゴリ変数　61

環境リスク　24
観察研究　74
感染症疫学　39
寄与危険割合　129
期待値　23, 33-34
帰結　3, 83
帰無仮説　63, 86
記述疫学　5
行政訴訟　93
行政判断　11
共分散分析　62
区間推定　73
クロス・セクショナル研究　44
ケース・コントロール研究　7, 48
ケース・シリーズ　7
健康リスク　24, 35
検定　62
　デザインベースドな——　66, 69
　モデルベースドな——　66
研究デザイン　43
研究資金　119
研究目的（学術論文の）　75
見出し（新聞の）　126
原因　3, 8　→要因
原因物質　10, 13
個人情報　104, 106
個別的因果関係　91, 97
交絡　57
　交絡バイアス　54
　交絡要因　57
公害訴訟　19

公衆衛生　39, 137
効用値　37
考察　75
コホート研究　7, 46
コミュニケーション　135
コレラ　39
コントロール　29

●さ行
差止訴訟　93
磁場　125
自由意思　106
自律性の尊重の原則　102　→医療倫理の四原則
実証研究　83
集団寄与危険割合　130, 132
集団的因果関係　91, 97
重回帰分析　62
緒言（学術論文の）　75
小児白血病　6, 126
症例対照研究　48
証人　97
情報の質　139
情報バイアス　54
条件　83
信念　108, 112, 141
信頼区間　71
診断容疑バイアス　56
人権　106
世論　141
政策　137
政府見解（行政判断を伴う）　17
正義の原則　102　→医療倫理の四原則
生起確率　23
生命倫理学　101　→医療倫理学
生理学的研究　44
専門用語　127, 138

選択バイアス　54, 57
善行の原則　102　→医療倫理の四原則
奏功割合　81
相対リスク　129
尊厳　106
損害賠償規定　93

●た行
多変量解析　60　→統計解析
単変量解析　60　→統計解析
治験　40
中立性　109
超過リスク　130
点推定　73
統計解析　60
特異的疾患　91, 97

●な行
ニュアンス　97, 109
ニュールンベルグ綱領　102

●は行
バイアス　47, 49, 53
暴露評価　134
ハザード　24
発生割合　28
発生率　30
反証主義　84
非特異的疾患　92, 97
標本集団　67
病原性大腸菌 O157　11
不確実性　60, 127, 142
プライバシー　104　→個人情報
分析疫学研究　7, 45
ヘルシンキ宣言　102
法的因果関係　15, 94

●ま行
マス・メディア　127, 142
慢性疾患疫学　40
水俣病　4, 14
　　水俣病タリウム説　113
民事訴訟　15, 93
無危害の原則　102　→医療倫理の四原則
メタ・アナリシス　52
面接者バイアス　57
盲検化　56

●や行
有意水準　63
有病割合　32
有病率　33
予防原則　12, 110, 115, 142
要因　3　→原因
要因対照研究　46

●ら行
ランダム　66
　　ランダム化比較試験　46

ランダム割り付け　69, 125
ランダム抽出　125
利益相反　118, 143
利害の衝突　118
リスク　21-23
　　リスク・コミュニケーション　122
　　リスク差　29
　　リスク情報　121, 125, 135, 137
　　リスク比　29
　　リスク・リテラシー　121
率　23, 27
良心　107, 141
倫理　101
臨床疫学　40
　　臨床（疫学）研究　40, 81
臨床的意義（検定の）　71
連続変数　61
ロジスティック回帰分析　62　→統計解析

●わ行
割合　23, 27

[著者略歴]

山崎　新（やまざき　しん）

1967年神奈川県生まれ．1991年京都大学工学部衛生工学科卒業．2006年京都大学大学院医学研究科社会健康医学系専攻博士後期課程修了，博士（社会健康医学）．民間企業，独立行政法人国立環境研究所を経て，2007年1月より，京都大学准教授（大学院医学研究科社会健康医学系専攻医療疫学分野）．専攻：疫学，環境疫学．主要著作に，『環境疫学入門』（岩波書店，2009年），『QOL評価学』（中山書店，2005年（共訳））．

環境疫学情報のリスク・リテラシー　　　©S. Yamazaki 2012

2012年5月15日　初版第一刷発行

著　者　　山　崎　　新
発行人　　檜　山　爲次郎
発行所　　京都大学学術出版会
　　　　　京都市左京区吉田近衛町69番地
　　　　　京都大学吉田南構内（〒606-8315）
　　　　　電　話（075）761-6182
　　　　　FAX（075）761-6190
　　　　　URL http://www.kyoto-up.or.jp
　　　　　振替 01000-8-64677

ISBN 978-4-87698-236-3　　　印刷・製本　㈱クイックス
Printed in Japan　　　　　　　定価はカバーに表示してあります

本書のコピー，スキャン，デジタル化等の無断複製は著作権法上での例外を除き禁じられています．本書を代行業者等の第三者に依頼してスキャンやデジタル化することは，たとえ個人や家庭内での利用でも著作権法違反です．